Seja mais feliz,
aconteça o que acontecer

Tal Ben-Shahar

Seja mais feliz, aconteça o que acontecer

Como cultivar a esperança e o propósito em tempos difíceis

Tradução: Érika Nogueira

Copyright © 2022 by Editora Globo S.A. para a presente edição
Copyright © 2021 by Tal Ben-Shahar

Todos os direitos reservados. Nenhuma parte desta edição pode ser utilizada ou reproduzida — em qualquer meio ou forma, seja mecânico ou eletrônico, fotocópia, gravação etc. — nem apropriada ou estocada em sistema de banco de dados sem a expressa autorização da editora.

Texto fixado conforme as regras do Acordo Ortográfico da
Língua Portuguesa
(Decreto Legislativo nº 54, de 1995).

Editora responsável: Amanda Orlando
Assistente editorial: Isis Batista
Preparação: Wendy Campos
Revisão: Aline Canejo, Carolina Rodrigues e Bruna Brezolini
Diagramação: Abreu's System
Capa: Estúdio Insólito
Imagem de capa: Image Source/Getty Images

1ª edição, 2022

CIP-BRASIL. CATALOGAÇÃO NA PUBLICAÇÃO
SINDICATO NACIONAL DOS EDITORES DE LIVROS, RJ

B393s	Ben-Shahar, Tal
	Seja mais feliz, aconteça o que acontecer : como cultivar a esperança e o propósito em tempos difíceis / Tal Ben-Shahar ; tradução Érika Nogueira Vieira. – 1. ed. – Rio de Janeiro : Principium, 2022.
	200 p. ; 21 cm.
	Tradução de: Happier, no matter what : cultivating hope, resilience, and purpose in hard times
	ISBN 978-65-88132-10-4
	1. Felicidade. 2. Autorrealização (Psicologia). 3. Técnicas de autoajuda. I. Vieira, Érika Nogueira. II. Título.
22-78395	CDD: 152.42
	CDU: 159.942

Meri Gleice Rodrigues de Souza – Bibliotecária – CRB-7/6439

Direitos exclusivos de edição em língua portuguesa para o Brasil
adquiridos por Editora Globo S.A.
Rua Marquês de Pombal, 25 — 20230-240 — Rio de Janeiro — RJ
www.globolivros.com.br

Para Tami, David, Shirelle e Eliav —
Eu amo vocês, aconteça o que acontecer.

Sumário

Introdução: seja mais feliz,
aconteça o que acontecer 9

1. Bem-estar espiritual 35
2. Bem-estar físico 65
3. Bem-estar intelectual 95
4. Bem-estar relacional 123
5. Bem-estar emocional 153

Conclusão: Seguir em frente 181
Notas 187
Agradecimentos 197

Introdução
Seja mais feliz, aconteça o que acontecer

Para mim, a única definição satisfatória de felicidade é integralidade.

Helen Keller

"Então, Tal, a gente não deveria colocar a felicidade em quarentena agora?", questionou meu amigo. A pergunta era brincadeira apenas em parte.

Estávamos bem no auge da pandemia do coronavírus que varreu o mundo. Sem dúvida, a crise da covid-19 provocou uma série de desafios bem intensa. Pode ser que você tenha ficado doente, com medo de ficar doente ou até mesmo suportado a dor inimaginável da morte de uma pessoa querida. Talvez tenha perdido seu emprego. Os pais esforçavam-se para equilibrar as responsabilidades conflitantes de trabalho e do cuidado com os filhos. Famílias e professores ficaram angustiados para decidir se era ou não seguro frequentar a escola. E todos nós sentimos o mal-estar de ficarmos isolados de amigos e das pessoas que amamos. Para muitos, à medida que o estresse aumentava, a névoa da depressão instalava-se. As atividades simples que tínhamos como certas e às quais recorríamos para relaxar desapareceram da noite para o dia, como sair para jantar ou assistir a uma peça de teatro, e as celebrações alegres pelas quais ansiávamos, como férias e casamentos, foram de repente canceladas. À medida que cobríamos nossos rostos com máscaras para nos proteger e também os outros do vírus, ficou difícil até trocar um sorriso com um estranho ao andar na rua.

Em meio à nova realidade, qual era a relevância de estudar a felicidade? Desde que a saga do coronavírus começou, muitas pessoas tiveram o mesmo sentimento do meu amigo de que talvez devêssemos fazer uma quarentena da felicidade, que a ciência da felicidade devesse ficar suspensa por um tempo. Elas pensavam, é claro, quando as coisas voltarem ao normal, podemos pensar na felicidade novamente. No entanto, levando em conta tudo o que está acontecendo no mundo neste momento, não deveríamos dar uma pausa?

E minha resposta a esse questionamento é não, não devemos fazer uma quarentena da felicidade. Definitivamente não devemos suspendê-la por um tempo! Na verdade, em tempos difíceis — sejam eles quais forem —, estudar a ciência da felicidade é mais essencial e relevante do que nunca.

CRESCER A PARTIR DAS ADVERSIDADES

Em termos gerais, podemos situar todas as experiências humanas ao longo de um *continuum* que parte do negativo, passa pelo neutro e chega ao positivo. Dor, sofrimento, revés e adversidade ficam do lado negativo, por exemplo, enquanto prazer, alegria, prosperidade e conforto pertencem ao lado positivo. Bem no meio, temos o ponto zero, o ponto "estou bem".

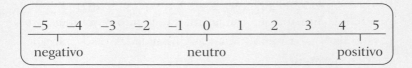

Muitas pessoas acreditam que o papel da ciência da felicidade é lidar com tudo o que vai do neutro ao positivo. Em outras palavras, desde que você esteja bem ou ótimo, pode se beneficiar das descobertas das pesquisas na área. E, quando você não está bem — se está triste ou ansioso, passando por uma época difícil e sofrendo —, bem, só psicoterapia ou medicação podem ajudar. É claro que sou completamente a favor de buscar ajuda profissional. Terapia pode ajudar quando estamos bem no geral ou quando parece que estamos perdendo o controle de nossa vida; remédios, como antidepressivos ou ansiolíticos, salvam vidas, e eu nunca recomendaria a ninguém que parasse de tomar medicamentos sem consultar o médico. Contudo, a noção de que é preciso alcançar o ponto "neutro" antes de poder se beneficiar da ciência da felicidade se mostra falsa.

A ciência da felicidade é relevante para todo o espectro de experiências humanas. Sim, sem dúvida ela pode nos ajudar a ir de 3 a 5, de estar bem e ficar muito bem. Mas ela é ainda mais benéfica quando estamos em -3 ou em -5. Ela pode ajudar a nos recuperar rapidamente — e até mesmo nos lançar além disso. Por quê? Porque a ciência da felicidade fortalece nosso sistema de imunidade psicológico. É desnecessário dizer que fortalecer o sistema de imunidade psicológico, ou o sistema de imunidade biológico, não significa que você não vai ficar doente. Significa apenas que você ficará doente com menos frequência e que, quando isso acontecer, vai se recuperar de modo mais rápido. A ciência da felicidade pode ajudá-lo a ficar mais feliz, mesmo que ligeiramente, não importa em que ponto do espectro você esteja. Ela também o deixa mais preparado para lidar melhor com as dificuldades e adversidades quando surgirem.

Na verdade, com um sistema de imunidade psicológico forte, você pode ir um passo além da resiliência. Pode se tornar antifrágil — o que eu chamo de Resiliência 2.0. A antifragilidade é um conceito que foi introduzido pelo escritor, epistemólogo e estatístico Nassim Taleb, professor da Universidade de Nova York.[1] Para entender a antifragilidade, precisamos começar pela resiliência, um termo emprestado da engenharia. Uma determinada substância ou material é considerado resiliente se voltar à forma original depois de passar por estresse ou pressão. Seguindo a mesma linha, para explicar a resiliência, usamos a metáfora de uma bola que cai e depois volta a seu ponto de partida. De acordo com Taleb, uma substância ou material é antifrágil se, depois de suportar estresse ou pressão, ele não apenas volta ao estado original, mas fica ainda mais forte em decorrência disso. Se uma bola resiliente quica de volta para o lugar de onde partiu, uma bola antifrágil quica de volta até um ponto ainda mais alto. De modo mais geral, um sistema antifrágil — pode se tratar de um objeto inanimado ou de uma entidade viva na forma de uma pessoa, um relacionamento, um grupo de pessoas ou até mesmo uma nação — passa por adversidades e, como consequência, fica mais forte, melhor, mais feliz.

Quando Friedrich Nietzsche, filósofo alemão do século XIX, escreveu que "o que não me mata me fortalece", ele estava descrevendo a antifragilidade. E, de fato, você pode crescer a partir da adversidade e experimentar a antifragilidade, mesmo que tenha passado por dificuldades extremas. O trauma pode nos derrubar ou nos erguer, nos deixar mais fracos ou nos tornar mais fortes.

De fato, uma pesquisa dos psicólogos Richard Tedeschi e Lawrence Calhoun da Universidade da Carolina do Norte sugere que pessoas que enfrentaram dificuldades têm mais probabilidade de apresentar crescimento pós-traumático (CPT) do que transtorno de estresse pós-traumático (TEPT).[2] A maioria de nós já ouviu falar de TEPT, que pode abarcar desdobramentos dolorosos, como reviver o trauma e ter ansiedade, depressão, dificuldade de concentração e problemas para dormir. Contudo, há outra experiência potencialmente perene e benéfica, que é o CPT. Infelizmente, nada pode assegurar o crescimento pós-traumático; no entanto, existem algumas condições que podemos implementar para aumentar significativamente a probabilidade de que ele aconteça. Do meu ponto de vista, um objetivo essencial da ciência da felicidade é ajudar os indivíduos, as famílias, as organizações e as comunidades a entender essas condições e colocá-las em prática, e, assim, crescer a partir das dificuldades associadas à pandemia ou a qualquer outra adversidade. Há muito o que podemos fazer para nos tornarmos mais antifrágeis.

Da mera pesquisa para a pesquisa interna

Escrevi este livro para que as pessoas pudessem ter alguma coisa para ancorá-las durante épocas tumultuadas — ideias às quais recorrer e, o mais importante, experimentar. Sou psicólogo e acadêmico. Em minha profissão, valho-me um bocado de pesquisas. No entanto, mais essencial do que as meras pesquisas é a pesquisa interna. Pesquisar consiste em observar o que outras pessoas fizeram, avaliar suas ações e aprender com o resultado. A pesquisa interna significa fazer a mesma coisa consigo mesmo — olhar para dentro, experimentar mudanças.

Sou um grande fã de biografias. Podemos aprender muito com elas, sobretudo com biografias de pessoas que fizeram coisas especiais e extraordinárias. Uma das minhas favoritas é a do reverenciado líder e ativista indiano Mahatma Gandhi. A autobiografia de Gandhi tem como subtítulo *Minha vida e minhas experiências com a verdade*. Observe o termo. Não é "meu encontro com a verdade". Não é "minha descoberta da verdade". São *minhas experiências com a verdade*. Defendendo corajosamente a justiça social ao longo de sua vida, Gandhi fez experiências. Ele explorou possibilidades. E é isso que eu gostaria que você fizesse enquanto lê este livro. Sim, você aprenderá a respeito de muitas pesquisas sobre felicidade; sim, você encontrará dicas para incorporar essas ideias em sua vida. Só que, mais do que qualquer outra coisa, eu gostaria que você experimentasse essas ideias e dicas e observasse como elas funcionam para você. Algumas das estratégias podem ser extremamente relevantes nessa altura de sua jornada; algumas podem ser relevantes para você no futuro; e algumas podem não ser relevantes — mas é difícil saber tudo isso sem tentar.

Muitos conselhos sobre o que devemos e o que não devemos fazer aparecem, sobretudo em épocas de incerteza, seja como pais ou no trabalho, seja em nível pessoal ou profissional. Com este livro, espero condensar algumas informações baseadas em evidências de modo que você possa fazer uma pesquisa interna amparado por estudos psicológicos e criar um pouco de ordem em meio ao caos. Quero oferecer estratégias aplicáveis e que vão ajudar você a ser mais feliz *agora*.

Comecei a estudar a felicidade por causa de minha infelicidade. Não estou certo se alcancei o limite clínico da depressão ou da ansiedade, mas sem dúvida experimentei tristeza e estresse uma boa parte do tempo. Foi isso que provocou meu interesse pela psicologia positiva. Trinta anos mais tarde, as pessoas me perguntam: "E, então, finalmente está feliz agora?". E minha resposta a essa pergunta é: "Não sei". O que sei é que estou *mais feliz*. Como você aprenderá neste livro, o intuito de desenvolver a antifragilidade não é levá-lo ao "feliz para sempre". Não acredito que o "feliz para sempre" exista. Felicidade e infelicidade não são estados fixos ou binários — não há um ponto antes do qual sejamos infelizes e depois do qual passamos a ser felizes. A felicidade existe em um *continuum*. Progredi bastante nos últimos trinta anos nesse *continuum* e, sem dúvida, espero que daqui a cinco ou dez anos eu esteja ainda mais feliz do que hoje — e você também. É por isso que este livro é intitulado *Mais feliz, aconteça o que acontecer* em vez de *Feliz, aconteça o que acontecer*. É uma jornada para a vida inteira, uma jornada que só acaba quando a vida acaba.

O MITO DO SUCESSO E DA FELICIDADE

Mas o que exatamente é a felicidade, afinal? Por que ela é importante? E como a conquistamos?

Antes de passarmos para as definições, quero dividir com você alguns estudos que apontam para um mal-entendido profundo e generalizado sobre a felicidade, seu papel em nossas vidas e como alcançá-la. A maioria das pessoas acredita que o caminho para a felicidade é o sucesso. *Se eu pudesse realizar meu sonho — atingir esse objetivo, alcançar aquele marco —, eu seria feliz*. Ou, depois de algum fracasso significativo, pensamos: *Meu sonho acabou. Está tudo arruinado. Não consegui. Agora nunca serei feliz*. De acordo com essa fórmula, o sucesso é a causa; a felicidade é o efeito. Mas acontece que isso está errado — não um pouco errado, mas *muito* errado.

Existem diversos estudos que desafiam a fórmula segundo a qual o sucesso leva à felicidade. O professor Daniel Gilbert, de Harvard, por exemplo, estudou professores universitários no ponto mais alto de suas carreiras: quando estavam prestes a saber se obteriam estabilidade em seus cargos na universidade.[3] Quando Gilbert perguntou a eles como se sentiriam depois de saber da decisão sobre a estabilidade, a maioria imaginou que sentiria uma felicidade duradoura caso o resultado fosse positivo e ficaria arrasada por um bom tempo se fosse negativo. Afinal, a estabilidade é considerada o Santo Graal dos professores universitários. Ela é um processo que costuma durar quinze anos e significa um emprego vitalício. Significa não estar mais sob pressão para publicar trabalhos o tempo todo. Significa que você pode permanecer na universidade. O que aconteceu, de fato, depois que as decisões foram anunciadas? Enquanto os professores que conseguiram a estabilidade ficaram extasiados ao ouvir a notícia e os que a tiveram negada ficaram compreensivelmente arrasados, aquele evento importante teve poucas consequências a longo prazo sobre o quão felizes ou infelizes eles estavam. Em outras palavras, os professores superestimaram excessivamente o impacto de um grande sucesso — ou fracasso — em sua felicidade. O fato, encarado pela maioria deles como bastante significativo e potencialmente determinante, levou a uma alta ou baixa temporárias — e só.

Estudos semelhantes foram conduzidos com pessoas que ganharam na loteria.[4] Quantos imaginam que, se ganhássemos na loteria, tudo mudaria para melhor *para sempre*? Apesar do lucro inesperado, não é isso o que acontece no fim das contas. As pessoas experimentam um pico extremo quando ganham na loteria, assim como os professores que obtêm estabilidade. Mas elas voltam ao ponto em que estavam antes. Os vencedores que estavam infelizes geralmente voltavam a ser infelizes depois de experimentar um breve aumento em seus níveis de felicidade; nada muda. O mesmo acontece com outros eventos importantes da vida, como o dia em que nos casamos ou que perdemos um emprego: normalmente, passamos por um pico ou uma baixa temporários e, em seguida, voltamos para o ponto no *continuum* da felicidade em que estávamos antes do fato.

Uma vez realizei informalmente uma enquete entre meus alunos quando lecionava em Harvard. Eu tinha por volta de mil alunos no curso e pedi que eles pensassem no dia 2 de abril passado ou de anos antes. Por que 2 de abril? Porque aquele era o dia em que as cartas de aceitação para a faculdade costumavam chegar pelo correio (hoje em dia, isso acontece por e-mail), dizendo *Parabéns, você conseguiu!* Ou *Desculpe. Nosso curso foi muito concorrido este ano.* Como esses alunos estavam em minha turma, é claro que todos tinham sido aceitos. Então pedi a eles: "Levante a mão, por favor, se no dia 2 de abril você ficou entre muito feliz e em êxtase". Quase todas as mãos se ergueram. Em seguida, eu disse: "Por favor, continue com a mão levantada se no dia 2 de abril você pensou que seria feliz pelo resto da vida". Quase todas as mãos permaneceram erguidas. Por quê? Porque foi isso que eles aprenderam e, consequentemente, era nisso em que acreditavam quando estavam no ensino médio: é claro, você pode estar se esforçando, estressado e até infeliz agora, mas, se você entrar em uma das suas principais opções de faculdade, vai ter valido a pena para sempre. Então, eu falei: "Tudo bem, agora continue com a mão erguida se você está feliz *hoje*". Não falei "muito feliz". Não falei "extasiado". Disse apenas "feliz". Grande parte dos alunos baixou a mão.

A maioria dos universitários nos Estados Unidos passa por estresse e fica sobrecarregado por tudo que precisa fazer.[5] Os níveis de depressão estão disparando entre adolescentes e jovens adultos, e essa situação já estava em curso muito antes do surto do coronavírus.[6] As coisas não parecem boas quando se trata de saúde mental; no entanto, as pessoas continuam a acreditar que o sucesso vai levá-las à felicidade. Não vai!

O sucesso, de fato, leva-o a experimentar picos, enquanto os fracassos o levam a passar por baixos. No entanto, essas flutuações são transitórias e em si mesmas não representam os pilares de uma vida feliz ou infeliz. Isso significa que não há relação entre sucesso e felicidade? Não. Na verdade, existe uma relação muito forte, mas é o contrário do que a maioria das pessoas imagina. Não é o sucesso que leva à felicidade; é *a felicidade que leva ao sucesso*.

POR QUE A FELICIDADE IMPORTA

Psicólogos e estudiosos organizacionais demonstram de modo sistemático que, se você aumentar seus níveis de bem-estar, mesmo que seja um pouquinho, se tornará muito mais bem-sucedido.[7] E, por bem-sucedido, quero dizer não apenas no sentido tradicional de realização de objetivos, mas também em um sentido muito mais vasto e multidimensional. Você será uma pessoa mais bem-sucedida no papel de mãe ou pai, de parceiro, de funcionário, de instrutor técnico e de amigo.

Ao aumentar os níveis de felicidade, mesmo que levemente, você fica mais criativo e mais inovador, seja no local de trabalho, quando adulto, ou na escola, quando jovem. Os níveis de produtividade e envolvimento, no trabalho e na escola, elevam-se de modo significativo com um aumento no bem-estar. Aumentar os níveis de felicidade nos torna mais bondosos e mais generosos e diminui a probabilidade de violência e de comportamento inapropriado em geral. Nossos sistemas imunológicos mental e fisiológico são ligados, e aumentar os níveis de felicidade fortalece nossa resiliência psicológica, assim como estimula nossa resiliência física. Pessoas felizes são mais saudáveis, mais aptas a evitar doenças e (encabeçando todos os outros fatores) vivem mais![8]

E não somos os únicos a nos beneficiar quando gozamos de um aumento em nossos níveis de felicidade. A felicidade melhora nossos relacionamentos, o que é ainda mais importante quando tanta gente está sem poder se deslocar, muitas vezes convivendo com as mesmas pessoas, por longos períodos de tempo.[9] Mas isso não quer dizer que ser feliz elimina qualquer conflito em casa. Você ainda se sentirá descontente, ainda terá desentendimentos — pode haver dias em que você sentirá vontade de arrancar os cabelos e que não suportará estar tão próximo das mesmas pessoas. Não tem problema. Isso tudo faz parte do pacote "ser humano". No entanto, mesmo um pequeno incremento no bem-estar significa que você terá menos desafios de relacionamento e, quando os tiver, estará mais apto a lidar com eles. Além do mais, já que a felicidade é contagiosa, ao aumentar sua própria felicidade, você ajuda as pessoas a seu redor a ficarem mais felizes, contribuindo para um mundo mais feliz, melhor, mais saudável e mais ético.

O QUE É FELICIDADE?

Tenho certeza de que você não vai se surpreender com o fato de que a felicidade não tem uma definição única e acordada. Na verdade, é provável que existam tantas caracterizações da felicidade quanto seres humanos, o que levou muitas pessoas, incluindo especialistas na área, a defender que a felicidade é como a beleza: você a reconhece quando a vê ou experimenta. Contudo, insisto que é importante definir a felicidade para entendê-la, buscá-la e alcançá-la. Você pode não concordar com minha definição, tudo bem. Não estou reivindicando uma verdade definitiva aqui. Então, não importa se você lançar mão de minha definição ou de outra. O que importa é que pense sobre o que é a felicidade para *você* e depois a analise detalhadamente e entenda como pode alcançá-la.

A definição que proponho, desenvolvida com minhas colegas Megan McDonough e Maria Sirois, vem do trabalho de Helen Keller, que escreveu no início do século xx: "Para mim, a única definição satisfatória de felicidade é integralidade".[10]

Ao expandir as palavras de Keller, definimos felicidade como *o bem-estar da pessoa integral*. Reunindo os dois termos, *pessoa integral* e *bem-estar*, oferecemos uma definição ainda mais sucinta: *Felicidade é ser integral*. Não seria ótimo se eu pudesse simplesmente responder "É ser integral!" quando as pessoas me perguntam o que é felicidade? Mas não é tão simples assim por dois motivos. Primeiro, para que essa definição seja, de fato, útil e fácil de pôr em prática em nossas vidas, vamos ter de dissecar "o bem-estar da pessoa integral" em um nível mais detalhado, como faremos mais adiante. Segundo, essa definição não é suficiente por causa de um paradoxo inerente à nossa busca por felicidade.

O PARADOXO DA FELICIDADE

Ficar mais feliz rende muitos benefícios: seu sistema imunológico físico fortalece-se, os relacionamentos expandem-se, a produtividade e a criatividade aumentam e o desempenho geral no trabalho ou na escola melhora. Mesmo sem todos esses benefícios, o valor da felicidade jaz no fato de que simplesmente é bom se sentir bem. É de nossa natureza buscar prazer, evitar a dor e desejar experimentar a excitação da alegria em vez do peso do sofrimento.

Mas existe um problema de verdade. Estudos sugerem que faz mal dar muito valor à felicidade ou a se tornar mais feliz. A psicóloga Iris Mauss da UC Berkeley (e outros posteriormente) mostrou que pessoas para quem a felicidade é importante demais — que afirmam: *a felicidade é um dos meus valores fundamentais* — acabam sendo menos felizes e se sentem mais solitárias no mundo.[11] Lembrar a si mesmo constantemente de como a felicidade é importante — e do quanto você a deseja — pode sair pela culatra.

Este é o paradoxo da felicidade: quanto mais a valorizamos e, portanto, a desejamos, mais esquiva ela é.

Se nosso objetivo é ficar mais feliz, como resolver tal paradoxo? Talvez pelo autoengano? Iludimo-nos ao fingir que não nos importamos, enquanto secretamente, no fundo, nos importamos sim? Dizemos a nós mesmos *Eu não quero ser feliz (piscadela)...?* Vai ficando complicado! Felizmente, há uma solução. Podemos buscar a felicidade *indiretamente*.

Se acordo de manhã e digo a mim mesmo *Eu quero ser feliz, eu vou ser feliz, aconteça o que acontecer!*, estou buscando diretamente a felicidade. Essa busca deliberada para ser feliz me lembra de como a felicidade é importante para mim — como eu a valorizo — e, portanto, faz mais mal do que bem. Então, o que quer dizer buscar indiretamente a felicidade? Em vez de trabalhar na felicidade em si, podemos ir atrás dos *elementos* que levam à felicidade. Dessa maneira, nosso foco recai sobre o valor desses elementos, e não sobre o valor da felicidade.

Vamos tentar uma analogia: pense na luz do sol, essencial para a vida na Terra. O que acontece se você olhar *diretamente* para o sol? A luz dele fere seus olhos. É nociva; você pode até ficar cego. Então, como você pode desfrutar da visão do sol? Você pode olhar para ele *indiretamente* e vislumbrar sua luz através de um prisma, que a divide em seus componentes, as cores, formando um arco-íris. Assim você pode olhar — e desfrutar — o que está bem à sua frente.

O mesmo acontece com a felicidade. A busca direta da felicidade levará à infelicidade. Foi isso que Iris Mauss e outros descobriram. Por outro lado, a busca indireta da felicidade

— primeiro decompondo-a em seus elementos e, depois, perseguindo esses elementos — é o caminho para, de fato, se tornar mais feliz. Nas palavras do filósofo do século XIX John Stuart Mill: "Só são felizes aqueles [...] que têm a mente fixada em algum objeto diferente de sua própria felicidade".[12]

Agora, a questão importante para nós é: quais são esses outros objetos em que devemos nos concentrar? Quais são as cores metafóricas do arco-íris que compõem o bem-estar da pessoa integral que *podemos* buscar e que nos levarão indiretamente à luz?

CONQUISTANDO O EFIRE

Ao desenvolver um caminho para a felicidade — vasculhando a história intelectual do mundo e reunindo ideias de poetas a filósofos, de teólogos a cientistas, de economistas a psicólogos — minhas colegas e eu identificamos cinco elementos centrais que levam indiretamente à felicidade: bem-estar espiritual, físico, intelectual, relacional e emocional.[13] Cada um desses elementos contribui para o bem-estar total da pessoa e é o segredo para alcançar mais felicidade. Eles compõem a sigla EFIRE.

BEM-ESTAR ESPIRITUAL: estamos vivendo com plena atenção e propósito? O bem-estar espiritual trata de encontrar uma noção de significado e de propósito. Ele pode, sem dúvida, ser religioso, mas não precisa necessariamente ser. Um banqueiro que considera seu trabalho uma vocação pode vivenciar um maior bem-estar espiritual do que um monge que considere seu trabalho destituído de significado. Também experimentamos bem-

-estar espiritual quando estamos presentes no aqui e no agora, em vez de sermos distraídos pelo que está por vir. Quando estamos em plena atenção, experiências comuns transformam-se em experiências extraordinárias.

BEM-ESTAR FÍSICO: cuidamos de nosso corpo? O bem-estar físico trata da conexão da mente e do corpo e do impacto que um tem sobre o outro. Envolve tomar conta de nós mesmos por meio de atividades como exercícios e da inatividade na forma de tempo de descanso e recuperação. Fomentamos nosso bem-estar fisiológico e psicológico quando comemos de maneira saudável e mantemos contatos afetuosos.

BEM-ESTAR INTELECTUAL: somos curiosos e sentimo-nos desafiados? Precisamos exercitar nossa mente e aprender coisas novas. Um dos lados positivos da pandemia foi que muitos, por estarem passando mais tempo em casa, tiveram mais oportunidade de se dedicar ao desenvolvimento e ao crescimento intelectuais. Pesquisas mostram que as pessoas que fazem perguntas constantemente e são ávidas por aprender não são apenas mais felizes, mas também mais saudáveis. A curiosidade, na verdade, contribui para a longevidade![14]

BEM-ESTAR RELACIONAL: nutrimos conexões que nos nutrem? O maior indicador de felicidade é o tempo de qualidade que passamos com pessoas de quem gostamos e que gostam de nós. Somos animais sociais e precisamos nos conectar, precisamos experimentar um senso de pertencimento. Mas não se trata apenas de nossa relação com os outros — trata-se também de nosso relacionamento com nós mesmos. O filósofo francês Blaise Pascal disse uma vez: "Todos os problemas da humanidade derivam da inabilidade humana de se sentar em silêncio sozinho em uma sala". O isolamento não precisa ser isolante, e vamos esmiuçar como cultivar relacionamentos mais saudáveis e felizes, mesmo quando estamos longe daqueles que amamos.

BEM-ESTAR EMOCIONAL: nossos sentimentos são respeitados e equilibrados? O que fazemos com emoções dolorosas quando elas surgem (algo que inevitavelmente acontece)? Como cultivamos emoções mais prazerosas, como alegria, gratidão e empolgação? E como podemos permanecer em planos superiores de bem-estar por mais tempo em vez de meramente desfrutar de picos temporários?

Esses são os cinco elementos que, juntos, constituem o EFIRE, em que vamos mergulhar neste livro. Em inglês, a sigla é SPIRE, uma palavra adequada. Um dos significados de *spire*, ou pináculo, é o ponto mais alto de uma construção, como a torre de uma igreja. A felicidade é o ponto mais alto que almejamos, a estrela que temos a pretensão de alcançar. *Spire*, em inglês, também significa fôlego. A felicidade nos dá fôlego e aumenta nossa energia, nosso compromisso e nossa motivação. Juntos, todos os elementos do EFIRE nos inspiram a viver a melhor vida que podemos, uma vida mais feliz.

E quanto ao bem-estar financeiro?

Há pouco tempo, alguém me disse: "Você precisa acrescentar um sexto elemento ao EFIRE: o bem-estar financeiro". E essa não foi a primeira pessoa a sugerir isso. Quando conto a meus alunos sobre o EFIRE, geralmente alguém pergunta: *e quanto ao dinheiro?* Essa pessoa foi um passo além, sugerindo: "Você poderia chamá-lo de 'bem-estar afluente' e então acrescentar um *a* na sigla, formando um belo acrônimo!". Em inglês, a sigla passaria a ser ASPIRE, que significa aspirar, almejar. E, de fato, pensei a respeito.

A razão pela qual não acrescentei "bem-estar afluente" é porque, a meu ver, o bem-estar financeiro já está incorporado à sigla original. Os cinco elementos do EFIRE são características primárias da pessoa, ao passo que o bem-estar financeiro é secundário.

O que os filósofos têm a dizer sobre essa hierarquia de características primárias e secundárias? Aristóteles, por exemplo, refere-se às pessoas como animais racionais — esse é o bem-estar intelectual. Viktor Frankl e os existencialistas falam de nós como animais que buscam significados — esse é o bem-estar espiritual. John Donne escreveu: "Nenhum homem é uma ilha" — somos animais relacionais que precisam da companhia das outras pessoas. As emoções, é claro, são uma parte crucial do ser humano, e não precisamos de que Sigmund Freud ou David Hume nos convençam disso. E o bem-estar físico trata de nutrir a parte animal de nosso ser que é, sem dúvida, parte de nossa essência (como *animais* racionais, *animais* em busca de significado etc.). Mas existem poucas pessoas, se é que existem, que pensam nos humanos como criaturas financeiras ou como animais financeiros. Mesmo que o dinheiro possa ter impacto em nossa vida espiritual, física, intelectual, relacional e emocional, ele é uma ferramenta, e não uma qualidade intrínseca à condição humana.

Isso não significa que o bem-estar financeiro não tem importância. Longe disso. Conseguir satisfazer nossas necessidades básicas de comida, vestimenta e moradia é essencial para que vivamos a integralidade. Se você está vivendo na pobreza e não supre suas necessidades básicas, sem dúvida isso afetará você e seus entes queridos. Então, o bem-estar financeiro tem um papel importante, sobretudo em épocas de crise, quando é mais provável que possamos enfrentar dificuldades financeiras.

O dinheiro, de fato, afeta a felicidade até o ponto em que nossas necessidades básicas são atendidas; porém, para além desse ponto, ter mais riqueza não contribui muito para nosso ser integral. É interessante que, uma vez que temos o suficiente para atender às nossas necessidades básicas, o que pode ter um impacto maior em nossa felicidade não é possuir mais dinheiro, mas, sim, como o usamos. Pesquisas sugerem que gastar dinheiro com experiências (como em férias extras), em vez de gastar com coisas (como uma peça de roupa), leva a maior felicidade.[15] Outra coisa que podemos fazer, talvez contraintuitivamente, é doar. Como discutiremos exaustivamente mais à frente neste livro, quando contribuímos e ajudamos outras pessoas, ficamos mais felizes.

Por fim, não esqueça que, embora a busca pelos elementos que compõem o EFIRE não garanta a segurança financeira, considerando a relação entre sucesso e felicidade, ela certamente pode ajudar.

Mudança real é possível

Um passo importante para ficar mais feliz é reconhecer que você tem o poder de aumentar sua felicidade. Pesquisas feitas por psicólogos e neurocientistas — pessoas como Richard Davidson, Sonja Lyubomirsky, Jeffrey Schwartz e Carol Dweck — demonstram claramente que os níveis de felicidade *podem mudar e, de fato, mudam*; eles são maleáveis, não são fixos.[16] Isso não significa que é possível mudar radical e rapidamente sua felicidade — é um processo que leva tempo —, mas pequenas vitórias, pequenos ganhos, são, sem dúvida, possíveis. Se você tem um pequeno ganho, depois outro, e depois mais outro, por um longo período, obterá grandes ganhos.

É um pouco como uma viagem de avião. Quando você está sentado em um avião, assistindo à pequena tela de televisão na parte posterior do assento à sua frente, o canal padrão é um mapa da trajetória de voo. Você pode ficar olhando o aviãozinho no mapa e parece que ele não está se movendo. Mas então você cai no sono (ou passa muito tempo tentando fazer isso), acorda babando e olha para a frente. O que você vai ver? O avião no mapa deslocou-se! Você está chegando! Da mesma maneira, quando se trata de trabalhar em sua felicidade, mesmo que a mudança seja lenta e imperceptível no início, com o tempo você fará um progresso significativo.

No entanto, é importante mencionar que não importa quantas mudanças você promova, quanto progresso faça, ainda enfrentará adversidades, dificuldades e sofrimento na vida. A ciência da felicidade não é uma panaceia. Não se trata de pensamento mágico; ela também não aliviará automaticamente todos os seus pesares. O que ela *pode* fazer é ajudá-lo a evitar sofrimentos desnecessários. Como vamos discutir mais adiante no Capítulo 5, há dois níveis de sofrimento na adversidade. O primeiro é a dor que deriva diretamente da experiência: seja a preocupação com nossas finanças, seja o aborrecimento durante um desentendimento com um parceiro ou após uma perda. É inevitável experimentar esse primeiro nível de sofrimento. Mas o segundo nível aparece quando rechaçamos o primeiro ou nos privamos das necessidades humanas básicas, como exercícios, aprendizado e amizades, ou não conseguimos aproveitar o momento e valorizar tudo o que temos. É provável que este livro, na verdade qualquer livro, não o ajude no primeiro nível de sofrimento, mas, sem dúvida, pode ajudar no segundo.

Na época em que eu estava terminando a graduação, a economia ia por água abaixo. Por ter feito parte de meu doutorado no curso de administração de negócios, fui designado para ajudar alunos de graduação a se guiar em suas futuras carreiras — a redigir seus currículos, se candidatar a empregos e se preparar para as entrevistas. Um dia, fui chamado para dar uma palestra sobre a situação do mercado de trabalho. Fui franco com meus alunos: "Olha, as coisas não estão mais como estavam no ano passado". Os recrutadores do ano anterior ofereciam benefícios no momento da assinatura do contrato. Agora, as companhias estavam dispensando funcionários. "Este ano vai ser desafiador, e vocês terão que batalhar mais para conseguir emprego", acrescentei. Foi então que um aluno ergueu a mão e disse: "Tal, você é nosso professor de felicidade, costuma falar sobre otimismo; só que, nos últimos vinte minutos, você falou sem parar de pessimismo. Tem alguma mensagem otimista que você possa dividir com a gente?".

Algumas risadas soaram na plateia e depois silêncio total. Francamente, fiquei desnorteado. A princípio, eu ia dizer que as coisas acontecem para o melhor, mas antes que pudesse abrir a boca, percebi que não estava totalmente de acordo com aquela ideia. As coisas nem sempre acontecem para o melhor. Então eu disse: "Volto a falar com você sobre isso". Poucos dias depois, procurei meu aluno com uma resposta: as coisas não necessariamente acontecem para o melhor, mas podemos escolher extrair o melhor dos acontecimentos.

Seja uma péssima economia, seja uma pandemia devastadora, é provável que nenhuma delas tenha acontecido para o melhor. O resultado é que as pessoas estão ansiosas, enfrentando dificuldades, sofrendo e até morrendo. Mas, seja qual for a crise, ela aconteceu. Não existe nada que possamos fazer sobre o passado, porém somos nós que devemos traçar nosso caminho presente e futuro. Dar a nós mesmos a permissão para sermos humanos, praticar exercícios com regularidade, reservar um tempo para descansar, ser gentis, aprender com o que estamos passando, valorizar mais nossos relacionamentos, ser atenciosos, valorizar as pequenas coisas da vida — tudo isso são práticas baseadas em evidências que podemos optar por fazer para tirar o melhor da situação em que estamos.

CHECK-IN DO EFIRE

No fim de cada capítulo, você encontra um exercício chamado Check-in do EFIRE, que o ajudará a avaliar seu progresso pessoal ao longo do caminho. Essa é uma técnica que Maria Sirois, Megan McDonough e eu desenvolvemos. No Check-in do EFIRE você se concentra em cada elemento e se faz algumas perguntas simples sobre ele, analisando em que ponto está agora e avaliando como estará depois. A intenção é que ele funcione para você como um retrato instantâneo do quadro geral. Eis um panorama das perguntas que encontrará:

BEM-ESTAR ESPIRITUAL: você tem um senso de significado e propósito em seu trabalho? Você tem um senso de significado e propósito em casa? Você está presente? Está plenamente atento?

BEM-ESTAR FÍSICO: quão fisicamente ativo você é? Você cuida de seu corpo? Reserva um tempo para descansar e se recuperar? Como você lida com o estresse?

BEM-ESTAR INTELECTUAL: você está aprendendo coisas novas? Faz perguntas o suficiente? Você se presta a um aprendizado aprofundado? Erra o suficiente?

BEM-ESTAR RELACIONAL: você passa tempo de qualidade com sua família e seus amigos? Seus relacionamentos são profundos? Você cuida de si mesmo? Você é uma pessoa que doa?

BEM-ESTAR EMOCIONAL: você tem emoções prazerosas? Você se permite vivenciar emoções de pesar? Você subestima muito o que tem na vida? Você valoriza tudo o que tem?

À medida que você avança no Check-in do EFIRE e se faz cada uma dessas perguntas, pegue papel e caneta. O check-in consiste em três passos. O primeiro é *atribuir* uma pontuação para cada um dos elementos do EFIRE. Pense nas respostas para as perguntas e determine em que grau você sente bem-estar espiritual, em uma escala de 1 a 10, sendo 1 muito baixo ou muito raramente e 10 bastante ou com muita frequência. Em que nível, por exemplo, você experimenta um senso de significado? Quão plenamente atento ou distraído está? Com base em suas respostas, atribua a si mesmo uma pontuação para o bem-estar espiritual e, em seguida, faça o mesmo com o bem-estar físico, intelectual, relacional e emocional.

A segunda etapa, depois de atribuir uma pontuação para cada um dos elementos do EFIRE, é *descrever* por que você deu a si mesmo aquela pontuação. Por que você se atribuiu 6 ou 4 em bem-estar espiritual? Talvez você veja sentido em sua vida familiar, mas, quando se trata de trabalho, a ideia de propósito esteja bastante ausente. Quando se trata de estar plenamente atento, talvez você note que *frequentemente se distrai com as notícias*, e é por isso que você está totalmente presente. Talvez se dê conta de que dá uma olhada na internet a cada cinco minutos. Para os cinco elementos do ser integral, escreva essas razões quando descrever sua situação.

O passo final é *prescrever*: do modo mais concreto e específico possível para cada um dos elementos do EFIRE, como você pode aumentar sua pontuação? Não em 10 pontos. Não em 5 pontos. Apenas em 1 ponto. O que você pode fazer para encontrar só um pouquinho mais de significado em sua rotina? Como pode estar um pouco mais atento a seus amigos? — e assim por diante.

Pode ter algumas áreas em que você já esteja feliz com sua pontuação. Se você está satisfeito com o 7 atribuído em bem-estar físico, pode pensar em como mantê-lo ou deixá-lo de lado e ter mais tempo para se concentrar nas áreas que gostaria de melhorar. Em cada capítulo, vou compartilhar algumas ideias para estimular seu bem-estar em cada domínio do EFIRE. Este livro serve para ajudá-lo a prescrever ações — com base em intervenções científicas e amparadas em evidências — que podem ajudá-lo a aumentar sua pontuação em 1, 2 ou quem sabe até mais pontos no futuro.

Ao avaliar cada área, primeiro conseguimos ter uma visão do nível da nossa linha de base de felicidade. Seja qual for o ponto em que está agora, mesmo que seja 1 ou 2 ao longo do quadro, você pode progredir a partir dele. Lembre-se de que não se trata de ser feliz, mas de ficar mais feliz. Continue a fazer o check-in consigo mesmo ao longo das semanas, meses e anos seguintes, à medida que você cria a antifragilidade necessária para resistir aos altos e baixos da vida.

Assim como um arranha-céu com alicerces reforçados para aguentar um terremoto, o EFIRE proporciona-lhe uma estrutura de apoio para encontrar a felicidade mesmo em meio aos desastres da vida — e desastres, sejam de causas naturais ou humanas, inevitavelmente acontecem. Você pode ficar abalado quando o chão sacudir de repente debaixo de seus pés e depois sacudir um tanto mais. Só que você não desabará. Durante um furacão, você pode balançar com os ventos fortes. Mas não quebrará. Você não só pode emergir de cada desafio intacto, mas também pode ficar mais forte e mais feliz do que nunca.

Aconteça o que acontecer.

1. Bem-estar espiritual

A marca invariável da sabedoria é enxergar o milagroso no comum.

Ralph Waldo Emerson

Há uma história sobre um turista que foi para a Itália. Ele se depara com um canteiro de obras com operários por toda parte. Ele se aproxima de um pedreiro e pergunta: "O que você está fazendo?". O pedreiro responde: "Estou assentando os tijolos".

O turista anda mais uns vinte metros e vê outro pedreiro fazendo exatamente a mesma coisa. Ele pergunta ao trabalhador: "O que você está fazendo?". O segundo pedreiro responde: "Estou construindo uma parede".

Por fim, ele avista um terceiro pedreiro no canteiro, executando o mesmo trabalho que os outros dois. O turista pergunta a ele: "O que você está fazendo?". O pedreiro olha para ele e diz: "Estou construindo uma catedral para louvar a Deus".

Não importa quão repetitiva seja a tarefa ou quão grande seja o desafio, nossa perspectiva é muito importante e pode fazer toda a diferença no que diz respeito a nossa experiência.

O primeiro elemento do EFIRE da felicidade é o bem-estar espiritual. A maioria das pessoas associa espiritualidade à religião ou oração. Mas isso não é de forma alguma obrigatório. Embora a espiritualidade possa sem dúvida ser experimentada em uma sinagoga, uma igreja, uma mesquita ou um templo, podemos também encontrá-la em nossa vida cotidiana. Podemos experimentar a espiritualidade de duas maneiras: quando vivenciamos um senso de significado e propósito naquilo que estamos fazendo e quando estamos completamente presentes e concentrados no momento.

Precisamos fazer uma distinção importante quando falamos sobre espiritualidade. Viktor Frankl, em seu livro *O homem em busca de um sentido*, distingue entre "sentido *da* vida" e "sentido *na* vida". O sentido da vida pode abarcar questões como: *Por que estou aqui? Qual é o objetivo de tudo isso? Para que serve a vida?* Muitas pessoas procuram essas respostas na religião, ou quem sabe em uma missão nobre para um bem maior, como vencer a pobreza ou acabar com o aquecimento global. Em geral, é difícil encontrar o sentido da vida — e pode ser intimidador lutar com o conceito, sobretudo em épocas difíceis, quando estamos simplesmente tentando chegar ao fim do dia. Por outro lado, é mais fácil encontrar sentido *na* vida: nas coisas comuns que fazemos rotineiramente, no momento presente, em nossas atividades diárias em casa ou no trabalho. E esse é o significado na vida que vamos principalmente explorar como um caminho para experimentar o bem-estar espiritual — por meio desse conceito, vamos abrir a possibilidade de uma vida genuinamente mais feliz, mesmo em tempos difíceis.

O PODER DO PROPÓSITO

Como você se sente a respeito do que faz hoje em dia? O que o motiva?

Pesquisas podem nos ajudar a entender como enxergamos nosso próprio trabalho. Na Universidade de Michigan, as psicólogas organizacionais Amy Wrzesniewski e Jane Dutton realizaram um estudo revelador a respeito do propósito.[1] Elas identificaram que as pessoas encaram seu trabalho de três maneiras distintas.

Há pessoas que enxergam o trabalho, sobretudo, como um serviço — uma tarefa que você realiza apenas por necessidade, porque precisa do salário. Não há muitas opções para você quando se fala em serviço. Se você se enquadra nessa categoria, experimenta um sentimento de obrigação. O que espera quando está fazendo um serviço? Talvez o fim do turno, o fim da semana, as tão esperadas férias ou o dia em que você possa finalmente se aposentar.

Então há pessoas que enxergam o trabalho, principalmente, como uma carreira: subir a escada organizacional. Para elas, é tudo uma questão de estar na correria e tomar a dianteira. Encarar o trabalho como uma carreira leva-o a se voltar para o futuro e para recompensas. Você está motivado a trabalhar porque quer avançar: está ávido pelo aumento, pelo bônus, pela promoção.

SEJA MAIS FELIZ, ACONTEÇA O QUE ACONTECER 37

E há pessoas que enxergam o trabalho como uma vocação. Enxergar seu trabalho como uma vocação é experimentá-lo como algo que tem propósito. É ansiar por mais trabalho porque você realmente se importa com o que faz, gosta e tem paixão por fazê-lo para além do sentimento de dever ou da necessidade de um salário. Seu trabalho tem importância para você. É significativo.

A maioria das pessoas experimenta as três perspectivas, em tempos diferentes. Há dias em que nosso trabalho é uma labuta, há dias em que estamos concentrados em seguir em frente e há dias em que, de fato, amamos o que fazemos. A questão é: qual é a mentalidade que predomina? Como você se sente em relação a seu trabalho em geral?

Pense com qual destas declarações você mais se identifica:

- Enxergo meu trabalho, principalmente, como um serviço. Não gosto dele, mas tenho que fazer.
- Enxergo meu trabalho, principalmente, como uma carreira. Meu objetivo é, sobretudo, obter progressos e conquistar sucesso.
- Enxergo meu trabalho, principalmente, como uma vocação. Sou apaixonado pelo que faço e o encaro como significativo.

Wrzesniewski e Dutton foram a vários locais de trabalho e estudaram os funcionários, identificando-os e agrupando-os segundo essas mentalidades. Em um estudo, elas visitaram hospitais e falaram com funcionários em diferentes cargos e posições. O primeiro grupo em que se concentraram foram os zeladores, responsáveis por varrer o chão, limpar os banheiros e trocar os lençóis todo santo dia. Entre os responsáveis pela limpeza, elas encontraram aqueles que encaravam o trabalho como um serviço. *Eu faço isso porque não tenho escolha, tenho que ganhar dinheiro para me sustentar. Mal posso esperar pelo fim do meu turno.* Depois havia responsáveis pela limpeza que executavam as mesmíssimas tarefas, mas que enxergavam o trabalho como uma carreira. Para eles, tratava-se de trabalhar para chegar ao patamar seguinte, avançando para um cargo mais alto que tinha melhor remuneração. E havia responsáveis pela limpeza nesses mesmos hospitais, varrendo o chão, limpando banheiros, trocando lençóis, que enxergavam o trabalho como parte de algo importante: estavam contribuindo para o trabalho dos médicos e das enfermeiras e para que os pacientes se curassem.

Não é surpresa que o terceiro grupo de responsáveis pela limpeza, que considerava seu trabalho significativo, também agia diferente. Eram, de maneira geral, mais generosos e solícitos, mais amigáveis e mais propensos a conversar com os pacientes sobre o bem-estar deles. Naturalmente, até esse grupo de responsáveis pela limpeza tinha seus dias de serviço, quando tudo que queriam era ir logo para casa, ou seus dias de carreira, nos quais a preocupação primordial era subir de cargo e ganhar mais dinheiro. Mas, em geral, eles experimentavam seu dia a dia como uma vocação.

Depois, Wrzesniewski e Dutton conversaram com os médicos e descobriram que eles também podiam ser agrupados de acordo com as mesmas três perspectivas. Havia médicos para os quais o trabalho era um fardo. Nesse grupo, havia aqueles cuja mentalidade era: *Não vejo a hora de a semana acabar. Tem vinte anos que faço isso, e já não aguento mais.* Havia médicos que realizavam as tarefas como trampolins para se tornar o chefe de sua ala ou o responsável pelo departamento. *Quando vou ganhar aquele aumento? E aquela promoção?* E também havia médicos apaixonados, para os quais o trabalho era uma vocação. *É isso que eu devo fazer da minha vida.* Mesmo que as pesquisadoras tenham encontrado uma porcentagem maior de médicos do que responsáveis pela limpeza com perspectiva da vocação, ainda havia médicos que enxergavam primordialmente o trabalho como um serviço ou uma carreira. O mesmo padrão foi descoberto por Wrzesniewski e Dutton, e outros pesquisadores, em diversas outras profissões — entre engenheiros, professores de escola, banqueiros e cabeleireiros. Descobriu-se que a perspectiva dominante na vida faz toda a diferença no que diz respeito ao bem-estar geral, bem como no modo como você acaba se saindo nesse trabalho a longo prazo.

Meu sócio, Angus Ridgway, tem um cunhado que é cardiologista, especializado em implante de marca-passos. Depois de um implante, de alguns em alguns anos ele remove o marca--passo, troca a bateria e coloca-o de volta. Angus estava almoçando com o cunhado um dia e disse: "Eu finalmente descobri o que você faz da vida". O cunhado dele respondeu: "Ah, é? E o que eu faço da vida?". E Angus, o cara que faz piada em qualquer situação, disse: "Você troca baterias".

O cunhado olhou para ele atentamente e disse: "Você está certo, Angus. Tem dias em que eu troco baterias. Outros dias, eu salvo umas vidas". É aí que está a diferença.

Uma vez, testemunhei um mindset vocacional em uma circunstância que eu considerava bastante improvável: tentar conseguir um financiamento hipotecário. Há alguns anos, minha esposa e eu encontramos a casa de nossos sonhos. Quando nos demos conta de quanto custaria, o imóvel quase se tornou um pesadelo. Mas era uma casa que realmente tínhamos adorado e queríamos; então, decidimos ir atrás dela.

No dia seguinte, fomos ao banco pedir um financiamento hipotecário. Conhecemos a agente hipotecária e, assim que a vi, notei algo peculiar nela: estava estranhamente animada. Sentamo-nos, e ela repassou uma quantidade alucinante de planilhas do Excel conosco; no entanto, ficava extremamente otimista cada vez que clicava no mouse. "Isso dá 4,1% de juros! Neste caso, 3,9%! Aqui, um empréstimo de quinze anos; já este, é um empréstimo de trinta anos!".

Por fim, concederam-nos o financiamento. Quando voltamos algumas semanas depois para assinar toda a papelada — um processo nada rápido —, a agente estava mais uma vez sorridente e empolgada durante toda a conversa de quarenta minutos. No fim da reunião, perguntei a ela: "Você gosta de seu trabalho, não é?". E ela respondeu: "Amo meu trabalho". Eu disse: "Sério? E por quê?". Ao que ela respondeu: "Porque todos os dias ajudo pessoas a realizar seus sonhos". Alguns segundos se passaram, ela olhou para nós, sorriu e acrescentou: "Hoje vou fazer a mesma coisa por vocês". E, de fato, ela fez. Minha esposa e eu ainda somos gratos a ela por nos ajudar a realizar nosso sonho.

Existem, provavelmente, centenas de milhares de agentes hipotecários no mundo todo. Posso estar errado — e talvez seja pelo simples fato de planilhas me deixarem profundamente entediado —, mas aposto que aqueles que enxergam seu trabalho sobretudo como uma vocação não são a maioria. No entanto, eles existem, e isso muda a pergunta de "É possível encontrar uma vocação?" para "*Como* é possível encontrar uma vocação?".

O mindset da vocação não se aplica só ao local de trabalho. Digamos que você tenha filhos pequenos em casa. Às seis da tarde, é hora de começar a rotina do jantar até o momento de dormir. Consideremos três cenários.

1. ÀS SEIS DA TARDE, VOCÊ SE AFLIGE E DIZ PARA SI MES-MO: *Ah, não, de novo não!* Mas é claro que você tem que cuidar de seus filhos. É sua obrigação. Relutante, você cozinha, senta e janta. As crianças não estão muito comportadas, mas você dá um jeito de superar o jantar e passa para a fase do banho. Água se espalha pelo chão — mais uma coisa para limpar. As crianças escovam os dentes. Quando já estão na cama, querem uma história e insistem para que você leia o mesmo livro da noite anterior, *A pequena locomotiva.* A locomotiva volta a subir aquela mesma montanha mais uma vez. Elas estão animadas com a história; então, você lê para elas. Afinal de contas, é sua responsabilidade, certo? Por fim, elas caem no sono. Cuidar dos filhos é como um serviço!

2. SÃO SEIS DA TARDE E É HORA DE FAZER O JANTAR PARA SEUS FILHOS. Você decide que é melhor fazer alguns legumes para o jantar e implora para que eles comam. Afinal, você quer que eles cresçam e se tornem adultos saudáveis. Depois, você os orienta na hora do banho e de escovar os dentes e observa se estão fazendo tudo direito; é importante criar bons hábitos de higiene. Há pouco tempo, você viu uma pesquisa que diz que crianças que ouvem histórias são mais bem-sucedidas na vida; então, você se certifica de ler um livro para elas, mesmo que seja a mesma história da noite anterior. Você está quase caindo no sono, mas faz isso porque é importante para o futuro das crianças. Cuidar dos filhos é como uma carreira!

3. SÃO SEIS HORAS DA TARDE. Enquanto você se senta com sua família à mesa de jantar, as crianças estão fazendo gracinhas como de costume. Você descansa o garfo por um

momento, olha em volta e observa: *Mas que privilégio. Que privilégio é poder ficar com as pessoas mais importantes da minha vida. Olha só como meus filhos estão crescendo! Olha só como eles estão conversando e se divertindo!* Na hora do banho, as crianças estão fazendo a festa espirrando água e vocês contam piadas, brincam e fazem caretas juntos. Elas escovam os dentes e vão se deitar. Na cama, querem de novo a mesma história. À medida que vai lendo, você fica surpreso de ver como seus filhos estão animados, como se estivessem ouvindo a história da locomotiva subindo a montanha pela primeira vez. E, quando vê a alegria nos olhos deles, você sente gratidão por esses serezinhos preciosos com quem você passa seu tempo. Eles caem no sono. Cuidar dos filhos é como uma vocação!

Minha esposa e eu temos três filhos. Cada noite cuidando de nossos filhos é uma vocação para nós, certo? Claro que não! Não é para nenhum pai ou mãe. Todos temos nossos desafios, as crianças forçam a barra e, às vezes, tudo o que queremos é *que o dia acabe logo, por favor!* Mesmo que você não tenha que estar 24 horas por dia, sete dias da semana, desfrutando das maravilhas de cuidar dos filhos, será que pode criar mais espaço para essa experiência espiritual? Será que consegue reservar um pouco mais de tempo a cada dia, mesmo que seja só um pouco, para fazer uma pausa e perceber o que é significativo e se conectar?

Sejam quais forem suas responsabilidades, em casa ou no trabalho, você tem um controle significativo sobre o modo como as encara. Enxergar significado em suas atividades pode fazer toda a diferença em relação ao modo como você vive seus dias, suas semanas, sua vida. Nas palavras de Wrzesniewski e

Dutton: "Até nos trabalhos mais limitados e rotineiros, as pessoas podem exercer alguma influência naquilo que é a essência de seu trabalho".[2] Agora mude "trabalhos rotineiros" para "vida rotineira". Tal expressão descreve nossa existência mais do que nunca neste momento em que vivemos uma pandemia. Acordamos, ligamos a cafeteira, respondemos a e-mails, entramos em uma reunião no Zoom. Mal saímos de casa para fazer uma compra. Não saímos mais à noite espontaneamente. Não viajamos. Os dias misturam-se: vivemos uma vida ultrarrotineira. Mas, apesar dos sentimentos de isolamento social, de incerteza e da ansiedade que costumam acompanhá-la, ainda podemos experimentar mais de nosso tempo como vocação. Podemos exercer alguma influência sobre a essência de nossa vida. Como? Ao identificar o significado em nossas atividades do dia a dia.

Mais uma vez, não se trata do significado mais abrangente *da* vida — essa é uma discussão para outro momento. Trata-se de uma mudança simples que você pode fazer para se conectar com o significado *na* vida. Qual é essa mudança específica em seu caso?

Uma descrição de vocação

Experimente este exercício: escolha uma tarefa rotineira e anote as ações que você faz para realizá-la — um tipo de "descrição do trabalho". Em meu caso, pode ser preparar uma aula para uma turma. *Eu me sento em frente ao computador, leio um pouco e então escrevo um esboço da apresentação. Depois de revisar as anotações algumas vezes, faço a apresentação para meus alunos.*

Depois da aula, analiso como as coisas correram. Em seguida, procure reestruturar a mesma tarefa rotineira como uma "descrição da vocação" — concentrando-se no significado de cada passo. Por que você faz essa tarefa? Se sentir um bloqueio, pense a respeito disso como se estivesse completando estas frases:

"Isso é importante para mim porque _____."
"Sou apaixonado por _____."
"Ajudo os outros ao _____."

Ao refletir sobre como me preparo para a aula partindo do ponto de vista dessas questões, o que faço é o seguinte: *dou início ao processo revisando conteúdos fascinantes que provêm dos maiores pensadores do mundo. Procuro contemplar o material fazendo um resumo coerente, o que me ajuda a entendê--lo melhor e a entender melhor a mim mesmo. Assim, consigo compartilhar o que é importante para mim com outras pessoas, ajudando-as a ficarem mais felizes. Depois de uma apresentação, eu a repasso e me pergunto: o que aprendi com as perguntas feitas em sala de aula? O que posso desenvolver a partir delas? Como posso continuar a crescer enquanto professor e fazer a diferença na vida das pessoas?*

Esse exercício pode ser especialmente útil para você voltar a se centrar quando estiver preso no marasmo do trabalho ou quando se deparar com um bloqueio após o outro. No século XIX, Friedrich Nietzsche escreveu: "Aquele que tem uma razão para viver é capaz de suportar quase tudo". Quando há um sentimento de significado e de propósito naquilo que fazemos, o caminho para superar as dificuldades torna-se menos intimidador. Com muita frequência, conectar-se com seu

SEJA MAIS FELIZ, ACONTEÇA O QUE ACONTECER 45

propósito é o que faz a diferença entre a fragilidade e a antifragilidade: entre desabar e ficar mais forte, entre o desespero e o otimismo.

Adam Grant, professor de psicologia da Wharton, realizou uma pesquisa com operadores de telemarketing cujo trabalho consistia em angariar fundos para uma universidade.[3] "Alô, aqui é o John, da universidade em que se formou. Você pode fazer uma doação?". Que palavra você acha que essas pessoas ouvem com mais frequência? Não é de surpreender que seja *não*. Se tiverem sorte, é: "Não, obrigado, já fiz uma doação". Frequentemente, é: "Não volte a ligar para este número" ou "Me deixa em paz", em termos mais rudes. Eles repetem essa fórmula desanimadora dezenas de vezes por dia.

Grant dividiu aleatoriamente os operadores de telemarketing que arrecadavam fundos para a universidade em dois grupos. Para o primeiro grupo, as coisas corriam como de costume: eles continuaram a simplesmente fazer ligações o dia todo. Mas Grant afastou o segundo grupo do trabalho por quinze minutos — só isso. Durante aquele intervalo de quinze minutos, ele os levou para conversar com um estudante da universidade que estava recebendo ajuda financeira — um aluno que tinha se beneficiado do trabalho deles na arrecadação de fundos. Muitos alunos não teriam condições de fazer faculdade sem assistência financeira. Esses estudantes disseram aos operadores de telemarketing: "Somos muito gratos pelo que vocês fazem". Por quinze minutos, expressaram sua gratidão falando sobre como estava sendo incrível fazer um curso superior, sobre como era um privilégio estar naquela universidade e como eles eram gratos pelo dinheiro arrecadado para sua formação. Depois, os operadores de telemarketing que arrecadavam fundos voltaram aos telefones.

O resultado dessa breve intervenção? Grant descobriu que os operadores de telemarketing passaram a considerar seu trabalho mais significativo. Estavam com mais energia e mais comprometidos. Por incrível que pareça, também se tornaram mais bem-sucedidos: arrecadaram entre 250% e 400% mais dinheiro, em comparação com o grupo controle, só porque foram lembrados de como o trabalho deles era importante. Só foi preciso uma pequena mudança de perspectiva.

Agora, reserve um instantinho para dar um passo para trás e divisar o verdadeiro valor e a verdadeira intenção daquilo que *você* faz, como ajudar seus filhos com o dever de casa, lavar a louça sozinho, repassar todas as contas com sua companheira, cuidar de um pai ou uma mãe idosos, negociar uma transação com um cliente ou conseguir concluir uma tarefa difícil no trabalho. Não é preciso muito, só alguns minutos de sensibilização — e isso pode fazer toda a diferença.

Atenção plena — mindfulness

Também podemos vivenciar a espiritualidade por meio da meditação da atenção plena — podemos treinar estar presente no momento, sem distrações. Mindfulness, ou atenção plena, é a consciência do momento presente, idealmente sem julgamentos. Pode ser respiração consciente, outra sensação física, um objeto, uma atividade ou qualquer outra coisa.

As tradições culturais e os escritos que se concentram na meditação da atenção plena remontam a milhares de anos. Há O *livro tibetano dos mortos*, os sutras do pensador indiano Patanjali, os ensinamentos do Tao chinês e os exercícios espirituais de Fílon de Alexandria, para citar alguns. Em cada uma dessas tradições e em muitas outras, muito se fala sobre a importância de estar completamente presente no aqui e no agora. Hoje, temos evidências daquilo que os adeptos dessas tradições há muito tempo já sabem: a atenção plena tem muitos benefícios para o bem-estar.

A maior parte de nossos momentos sombrios é resultado de nossa incapacidade de estar presente. Quanto mais presentes estamos, mais momentos de iluminação vivemos. O monge budista vietnamita Thich Nhat Hanh diz: "Se vivemos no passado, estamos abertos à depressão; no futuro, estamos abertos à ansiedade; só no presente estamos apenas abertos".[4] Aqueles que praticam a atenção plena regularmente relatam que se sentem mais calmos e contentes. Além do mais, há evidências neurocientíficas de que a meditação tem um impacto visível na estrutura do próprio cérebro.

Até o fim do século XX, a maior parte dos psicólogos e neurologistas acreditava que o cérebro era essencialmente fixo, que sua composição e sua estrutura neurais eram predeterminadas pelos genes e pelas experiências na primeira infância. Só que mais recentemente, com a ajuda da tecnologia moderna, pesquisas inovadoras sobre neuroplasticidade e neurogênese demonstraram claramente que nosso cérebro pode mudar e que, de fato, muda.[5] Na verdade, nosso cérebro continua mudando ao longo da nossa vida, desde a hora em que nascemos até o dia em que morremos. E descobriu-se que uma das maneiras mais eficazes de modelar nosso cérebro, de alterar nosso circuito neural para promover o bem-estar geral, é a meditação da atenção plena.[6] Graças à eletrencefalografia (EEG), à ressonância magnética funcional (RMF) e a outras tecnologias de imagem, sabemos que o cérebro de uma pessoa que se dedica a meditar — de modo regular e a longo prazo — tem a aparência radicalmente diferente do de uma pessoa que não medita. É um cérebro mais feliz.

Existem muitos estudos sobre a importância da meditação da atenção plena. Um estudo feito em parceria por Jon Kabat--Zinn, fundador da Clínica de Redução de Estresse do Centro Médico da Universidade de Massachusetts, e Richard Davidson, diretor do Centro de Mentes Saudáveis da Universidade de Wisconsin-Madison, mostrou os benefícios fundamentais.[7] Kabat-Zinn e Davidson convidaram pessoas para participar de uma intervenção de oito semanas, o Programa de Redução de Estresse com Base na Atenção Plena — Mindfulness. O programa consistia em uma aula semanal de três horas sobre meditação, seguida por um dever de casa: meditar por conta própria durante 45 minutos todos os dias. Depois das oito semanas, os pesquisadores compararam o humor dos que concluíram o curso com o dos alunos em potencial que tinham interesse em aprender sobre meditação, mas que ainda não tinham começado o curso. Após comparar os dois grupos, descobriram que os alunos que fizeram o curso de meditação de oito semanas tinham um humor mais positivo, sentiam menos ansiedade e eram mais sociáveis e descontraídos. O curso teve um impacto real na felicidade deles.

As descobertas não se basearam apenas em autoavaliações. Os pesquisadores também se apoiaram em padrões fisiológicos, e o que descobriram foi extraordinário. Eles mediram especificamente a ativação neural no córtex pré-frontal, a região do cérebro responsável por funções emocionais, cognitivas e comportamentais complexas. As pessoas que têm mais ativação neural do lado esquerdo tendem a ser mais felizes, enquanto as pessoas que têm mais ativação do lado direito tendem a ser mais deprimidas. Uma boa relação esquerda/direita anda de mãos dadas com maior suscetibilidade a emoções prazerosas, resiliência a emoções dolorosas e maior capacidade de manter a calma. Os pesquisadores descobriram que, depois do programa de oito semanas, o cérebro dos participantes tinha mudado significativamente: o lado esquerdo do córtex pré-frontal tinha se tornado mais ativo quando comparado ao lado direito. Mesmo que o cérebro deles não fosse tão "positivo", por assim dizer, como o daqueles que passaram anos e mais anos meditando, em apenas dois meses já havia uma mudança substancial. Eles, de fato, ficaram mais felizes, e os exames de imagens cerebrais mostraram claramente seu progresso.

Como parte do estudo, os pesquisadores injetaram bactérias que causam resfriado nos participantes, assim como no grupo controle, e compararam suas respostas imunológicas. Por incrível que pareça, os que tinham participado do programa de meditação produziram mais anticorpos contra a bactéria. Em outras palavras, o sistema imunológico deles ficou mais forte, e eles ficaram mais resistentes, tanto física quanto psicologicamente. Em apenas oito semanas praticando a meditação da atenção plena, eles tornaram-se mais saudáveis e felizes.

O QUE É MEDITAÇÃO?

A palavra *gom*, em tibetano, para meditação, significa literalmente "familiarizar-se com". Então, meditação tem a ver com familiarizar-se com alguma coisa. Podemos meditar com base em nossa respiração, observando-a e conhecendo-a; podemos conhecer sensações físicas enquanto mantemos uma postura de ioga; também podemos meditar com base na natureza de uma emoção, explorando o que estivermos sentindo.[8]

Com frequência somos consumidos pelas muitas tarefas e obrigações que disputam nossa atenção, por preocupações com o futuro revolvendo em nossa cabeça, pelo que "deveríamos ter feito" nos puxando pela manga. Os budistas referem-se à mente distraída como "mente de macaco", que pula de galho em galho, sem parar um segundo sequer. O objetivo da meditação é acalmar a mente de macaco, ajudá-la a parar de pular o tempo todo, porque, ao acalmá-la, é mais provável que vejamos as coisas com clareza — para que possamos nos familiarizar com o que quer que estejamos observando.

Existe uma fábula africana sobre um hipopótamo que, enquanto cruzava um rio, perdeu um dos olhos. O hipopótamo começou a procurá-lo loucamente. Olhou atrás dele, à sua frente, dos dois lados, embaixo, mas nada. Da margem, os pássaros do rio e outros animais sugeriram que o hipopótamo parasse um pouco para descansar e se recuperar, porém ele se recusou, com medo de nunca encontrar o olho. E então ele continuou a procurar desesperadamente sem sucesso, até que ficou tão cansado que teve que fazer uma pausa. Assim que ele parou de se mexer e se acalmou, o rio também se acalmou. A lama que ele tinha revolvido do fundo ao se mexer se assentou, e a água ficou tranquila e transparente. E lá, jazendo no fundo do rio, ele viu seu olho. Do mesmo jeito, para vermos um objeto com clareza e nos familiarizarmos com ele — seja nossa mente, uma palavra ou uma emoção —, precisamos parar, repousar e deixar que as águas turvas se assentem para que o objeto possa emergir.

Há quatro diretrizes principais para a prática de meditação. Nem todo praticante ou estudioso concordará comigo, mas descobri que essas são as mais comuns e as mais importantes.[9] São as seguintes:

1. **DEIXE A MENTE REPOUSAR EM APENAS UM OBJETO.** Preste atenção a uma única coisa, seja sua respiração, sua postura, um sentimento, um som, um objeto ou qualquer outro elemento interno ou externo.

2. **VOLTE A SE CONCENTRAR.** O segredo da meditação da atenção plena não é manter a concentração, mas retomá-la. Em outras palavras, em vez do ato contínuo e ininterrupto de concentração, o que importa é resgatar sua mente quando ela divagar e restabelecer a concentração.

3. **RESPIRE LENTA, SUAVE E PROFUNDAMENTE.** A respiração mais saudável e benéfica é aquela que chamam de respiração pela barriga, na qual inspiramos e enchemos nossos pulmões até conseguirmos ver nossa barriga subir e descer.

4. **ACEITE QUE NÃO EXISTE MEDITAÇÃO BOA OU RUIM.** Trata-se de não fazer julgamentos, aceitar a experiência como ela ocorrer; julgar uma prática, ou a nós mesmos, como boa ou ruim vai contra a própria essência da meditação da atenção plena. Por exemplo, não importa se mantivermos nossa concentração 98% do tempo ou se nossa mente divagar constantemente. Também não importa se nos sentimos melhor ou pior como consequência da prática ou se ela não faz absolutamente nenhuma diferença.

O segredo para colher os muitos benefícios da meditação é a repetição. O psiquiatra Daniel Siegel, da UCLA, escreve: "Do mesmo modo que as pessoas fazem a higiene dental diária ao escovar os dentes, a meditação da atenção plena é uma forma de higiene cerebral — ela limpa e fortalece as conexões sinápticas no cérebro".[10] E, exatamente como você começa e termina seu dia escovando os dentes, pode começar ou terminar seus dias meditando.

Apenas de três a cinco minutos de meditação por dia, praticados de modo consistente, pode ter um impacto positivo em seu bem-estar geral. E se você fizer de vinte a trinta minutos de prática, melhor ainda. As sessões curtas de meditação funcionam de modo parecido com uma chuveirada rápida; as sessões mais longas podem ser comparadas a um belo banho de banheira. Ambas são purificadoras.

UM JEITO FÁCIL DE MEDITAR

Se você deseja experimentar uma meditação curta, comece por aqui.

Vá para um lugar tranquilo onde esteja sozinho. Encontre uma posição confortável. Você pode ficar sentado ou deitar-se de barriga para cima — o que for mais confortável em seu caso. Pode ficar de olhos abertos ou fechados; não importa.

Nessa posição confortável, alongue toda a coluna desde o cóccix até o pescoço. Mantenha a coluna ereta, mas não tensionada.

Inspire e expire pelo nariz se possível. Se não conseguir, respirar pela boca é perfeitamente aceitável.

Agora, deixe sua atenção se voltar para o ar que entra por seu nariz ou sua boca e infla seu abdômen, e que depois sai desde o abdômen até a boca ou o nariz. Continue inspirando lenta e profundamente e depois expire lenta e suavemente. O abdômen deve subir a cada inspiração e baixar a cada expiração.

Assim como é natural respirar, também é natural que a mente divague. Quando ela fizer isso, faça-a voltar suavemente a acompanhar sua respiração, concentrando-se no ar que entra e sai. Você não tem nada para fazer nem lugar algum para ir. Você está apenas existindo com a respiração, com o presente. Se sua mente vagar, delicadamente, com aceitação, volte a concentrá-la em seu abdômen subindo e descendo. Continue pelo tempo que quiser e, quando estiver pronto para encerrar a prática, abra os olhos devagar.

Essa é apenas uma experiência simples de meditação. Existem milhares de meditações guiadas on-line, e incentivo você a experimentar outras. Com certeza, você vai encontrar alguma com a qual se conectar e que, por sua vez, vai conectá-lo ao momento presente.

ENCONTRAR O SAGRADO NO MUNDANO

Vamos voltar ao estudo de Jon Kabat-Zinn e Richard Davidson por um instante. Ao final do programa de oito semanas, os pesquisadores perguntaram aos participantes por quanto tempo eles, de fato, tinham meditado entre as sessões. Lembre-se de que tinha sido solicitado que os participantes meditassem por 45 minutos todos os dias. O que os pesquisadores descobriram, conforme esperado, foi que nem todo mundo tinha feito o dever de casa. Alguns alunos tinham realmente meditado 45

54 *Tal Ben-Shahar*

minutos por dia. Mas também havia alunos que tinham meditado só vinte minutos por dia ou apenas duas vezes por semana. O impressionante é que não fez diferença alguma! Aqueles que meditaram apenas duas vezes por semana desfrutaram dos mesmos benefícios — psicológicos e fisiológicos — que aqueles que meditaram todos os dias ao longo das oito semanas.

Por que os participantes desfrutam dos benefícios mesmo quando não fazem o dever de casa e não meditam? A resposta muito provavelmente está no fato de que os participantes foram orientados a estar plenamente atentos, e eles estavam plenamente atentos quer parassem ou não para meditar. Perceba: podemos estar atentos em qualquer lugar e a qualquer hora — agora, nas palavras que estamos lendo ou no ar que estamos respirando, ou enquanto participamos de uma reunião ou lavamos roupa. Nas palavras do dr. Elisha Goldstein, autor de *The Now Effect*: "Atenção plena significa basicamente estar consciente e pode ser praticada tanto informal quanto formalmente... Quando se pratica informalmente, significa que você está apenas tentando ser mais consciente em tudo o que faz — e essa mentalidade pode ser infundida em basicamente qualquer coisa. Mas a prática formal da atenção plena acontece por meio da meditação voltada para isso".[11]

Parece, então, que os benefícios da atenção plena vêm tanto de sua prática formal — ao ficarmos parados por determinado tempo nos concentrando na inspiração e na expiração — quanto da prática informal — ao realizarmos qualquer atividade estando presentes em sua execução e nos lembrando de retomar essa presença sempre que nossa mente divagar. Os participantes do programa de oito semanas foram lembrados a cada sessão de como é importante estar presente, e como consequência, eles ficaram plenamente atentos com mais frequência, quer estivessem colocando essa atenção plena em prática formalmente, durante os 45 minutos por dia, ou informalmente, ao se envolver em outras atividades diárias.

Estando plenamente atentos, podemos transformar o mundano em sagrado, o comum em extraordinário — e, portanto, aumentar nosso bem-estar espiritual. Podemos fazer isso arriscando nossa vida na luta pela liberdade, conversando com um amigo durante o jantar, rezando em um templo ou criando uma planilha de Excel no trabalho. Nas palavras de Thich Nhat Hanh: "A todo momento, você tem uma escolha; ela o aproxima mais de seu espírito ou o afasta mais dele".[12]

TORNAR-SE CONSCIENTE (DE MODO INFORMAL)

A meu ver, o ensinamento mais importante na literatura a respeito da atenção plena, ou mindfulness, é a ideia de que levar uma vida espiritual não precisa ser em um lugar longínquo, mas no aqui e no agora. Em vez de procurar o distante e ilusório "feliz para sempre", podemos encontrar momentos de plenitude ao longo de nossa jornada tumultuada. Esses momentos são valiosos — primeiro, porque são prazerosos em si e, segundo, porque nos oferecem a força de que precisamos para superar as desventuras da vida.

Você pode aproveitar a consciência do aqui e agora de modo formal ao fechar os olhos e se concentrar na inspiração e na expiração; ou enquanto sustenta uma postura de ioga (um ássana) e se concentra em suas sensações físicas. Você também pode vivenciar a consciência do aqui e agora — e seus benefícios — de modo informal durante basicamente qualquer atividade de seu dia. Você pode treinar estar completamente presente enquanto come, realiza tarefas domésticas, dobra a roupa que acabou de lavar, faz uma caminhada, escreve um e-mail ou brinca de jogar a bolinha para seu cachorro. Nas palavras do escritor norte-americano Henry Miller: "Assim que alguém se volta atentamente para qualquer coisa, mesmo que seja uma única folha de grama, ela se torna um mundo misterioso, incrível e indescritivelmente ampliado em si mesma".[13] Miller está descrevendo como, ao estarmos plenamente atentos, podemos infundir essência no mundo e em nossa própria vida. Aqui estão algumas sugestões para incorporar mais atenção plena, e, portanto, bem-estar espiritual, em seu dia a dia.

Ouça

Nosso instinto em uma conversa pode ser o de mentalmente pular para aquilo sobre o que *nós* desejamos falar, seja porque achamos que sabemos o que a outra pessoa vai dizer em seguida ou porque achamos que sabemos o que a outra pessoa precisa ouvir. Em outros casos, é simplesmente fácil demais se desligar. Deixamos nossa mente divagar em outras coisas, como o próximo item de nossa lista de afazeres. Enquanto falamos com um amigo pelo telefone, podemos ao mesmo tempo estar passando os olhos ociosamente em uma notícia ou verificando nossas mídias sociais. Mas com que frequência paramos de fato o que estamos fazendo e simplesmente ouvimos? Será que nos permitimos ouvir, estar abertos para ouvir e estar atentos ao que a outra pessoa nos diz?

Há muitas pesquisas a respeito dos benefícios de simplesmente ouvir — tanto para quem ouve quanto para a pessoa que está sendo ouvida.[14] Quando prestam atenção, as pessoas que estão ouvindo desfrutam dos benefícios de uma prática informal de atenção plena. Crianças que são ouvidas se tornam adultos mais positivos e mais confiantes. Funcionários que são ouvidos por seus superiores têm menor probabilidade de deixar a empresa em que trabalham e ficam mais propensos a se dedicar plenamente ao trabalho. Não é surpreendente que cônjuges que se ouvem tenham relacionamentos mais saudáveis e maior probabilidade de permanecer juntos. O fundamento, na verdade, de qualquer relacionamento profundo — com seu filho, com sua parceira, com sua melhor amiga, com os pais ou com seu colega — é ouvir.[15]

Igualmente importante para o ser integral é ouvir a si mesmo, o que dá para fazer mantendo um diário e fazendo uma jornada interior, explorando com plena atenção os próprios pensamentos, mergulhando profundamente em seus desejos. Só escrever e experimentar, sem julgamento ou crítica, pode ser libertador e ao mesmo tempo pode ajudar você a se conectar consigo mesmo e com o mundo.[16]

Desconecte para se conectar

O ritmo desvairado da vida moderna associado à necessidade crescente de realizar diversas tarefas ao mesmo tempo faz da distração — mais do que do foco — a norma. Uma maneira simples de reverter essa onda é dar um tempo do celular e do notebook. Estímulos ininterruptos e erráticos como e-mails recebidos, telefones tocando, telas piscando ou barulhos de fundo nos levam a gradualmente perder a capacidade e a disposição de estarmos presentes e concentrados. Colocar o celular no silencioso, ter um período do dia ou um lugar em sua casa "livre de tecnologia" e evitar realizar diversas tarefas ao mesmo tempo são maneiras de facilitar a prática da atenção plena de modo informal.

Saboreie

Comer é outra atividade comum por meio da qual podemos optar por vivenciar os benefícios da atenção plena. Alguns anos atrás, participei de uma oficina de mindfulness, e um de nossos exercícios era comer uva-passa. Você pode fazer isso facilmente em casa também. Não quero dizer apenas colocá-la na boca e engoli-la em um segundo, mas de fato *comer uma uva-passa*. Primeiro, pegue apenas uma única uva-passa e olhe para ela. Observe sua textura, suas cores. Uma uva-passa não é só marrom; diferentes cores emergem — roxo, laranja, preto —, dependendo da incidência da luz. Sinta o cheiro. Familiarize-se com seu cheiro singular e adocicado. Agora você pode colocar a uva-passa na boca, mas não mastigue. Deslize-a pela língua e sinta-a. Depois, dê uma mordida, mas só uma mordida. O que você sente?

Temos que estar presentes para perceber todos os diferentes sabores que emergem daquela única uva-passa. Pode levar quinze minutos ou mais para comer uma só uva-passa! Não recomendo fazer esse exercício completo sempre que for comer alguma coisa, porém recomendo experimentá-lo algumas vezes esta semana, e, mais do que isso, reservar um tempo para saborear os alimentos em geral. Talvez você possa fazer disso um ritual: dedicar dez minutos por dia ou mesmo apenas uma vez por semana para experimentar um alimento ou uma refeição com todos os seus sentidos. Concentre-se nas texturas, nos aromas e nos sabores incríveis que tornam aquele alimento único e especial.

A PRESENÇA É UM PRESENTE

Em 1999, Mihaly Csikszentmihalyi, um importante estudioso do campo da psicologia positiva, fez uma pergunta simples: "Se somos tão ricos, por que não somos felizes?".[17] Csikszentmihalyi aludia à pesquisa que mostrava que, mesmo que nossa geração seja mais rica do que as anteriores, não somos mais felizes por causa disso. Na verdade, enquanto os níveis de prosperidade material estão em ascensão, o mesmo acontece com os níveis de depressão e ansiedade. Existem várias razões para essa situação lamentável que abarca toda a gama do EFIRE — desde o fato de que as pessoas estão passando mais tempo sentadas do que em movimento até o aumento de relacionamentos virtuais e a diminuição de conexões de verdade. Com tudo isso, uma das principais razões para os índices em baixa da saúde mental tanto em crianças quanto em adultos são os níveis cada vez maiores de distração em relação ao aqui e ao agora. O antídoto para essa distração é um compromisso de nos envolvermos com o que quer que esteja dentro de nós ou à nossa frente agora.

A psicoterapeuta Tara Bennett-Goleman, em seu maravilhoso livro *Alquimia emocional*, oferece uma resposta eloquente à pergunta de Csikszentmihalyi, explicando por que nossa crescente riqueza material não se traduz em um aumento nos índices de felicidade — e o que podemos fazer para mudar isso:

O banquete mais suntuoso, a viagem mais exótica, o amante mais interessante e atraente, o lar mais refinado — todas essas experiências podem parecer de alguma forma pouco compensadoras e vazias se não estamos totalmente presentes — se nossa mente estiver em outro lugar, preocupada com pensamentos inquietantes. Do mesmo modo, os prazeres mais simples da vida — comer um pão que acabou de sair do forno, ver uma obra de arte, passar tempo com alguém que amamos — podem ser amplamente ricos se dedicarmos atenção total a eles. O remédio para a insatisfação está dentro de nós, na nossa mente, não em tatear à procura de fontes externas de satisfação novas e diferentes.[18]

Bennett-Goleman aponta para as inúmeras oportunidades que temos de ter atenção plena de modo informal e como podemos encontrar bem-estar espiritual em praticamente tudo o que fazemos, apenas estando presentes na experiência. E, mesmo assim, na maior parte das vezes, a maioria das pessoas não está comprometida e deixa passar o potencial para o bem-estar espiritual. Felizmente, as oportunidades para conseguir mais significado são polivalentes e difundidas. Albert Einstein supostamente disse o seguinte: "Existem apenas duas maneiras de viver a vida. Uma é como se nada fosse um milagre. A outra é como se tudo fosse um milagre". À medida que você se compromete com a vida lançando mão da plena atenção — seja no tapete de ioga, enquanto faz uma caminhada ao ar livre sozinho ou quando conversa com um amigo —, tudo vai se tornando um milagre, uma experiência espiritual.

Em certa altura, todos já vivenciamos alguma situação em nosso cotidiano como um milagre. Pense em uma época em que você era capaz de enxergar além do comum para ver o extraordinário, de experimentar a vida como a maravilha "contra todas as expectativas" que ela é. Você pode ter ficado impressionado quando leu um trecho comovente em um livro que o cativou ou quando ouviu uma música bonita que o emocionou. Talvez você tenha vivenciado o extraordinário ao sentir o vento na pele durante uma caminhada pelo parque ou a satisfação de, enfim, terminar um projeto de trabalho desafiador. Você pode ter vivenciado o extraordinário ao ver um bebê aprender a andar ou a lua cheia nascendo no céu. O elemento comum a todas essas experiências é o estado de plena atenção, e não de desatenção. Você estava absorto na atividade, completamente envolvido, vivendo no agora.

Não é coincidência que a palavra para esse momento é *presente*: este momento, como todos os outros, tem o potencial de ser uma dádiva.

Check-in do efire
Bem-estar espiritual

Siga os três passos do Check-in do EFIRE — atribuir, descrever e prescrever — concentrando-se no bem-estar espiritual. Comece refletindo sobre as seguintes questões:

Você experimenta um senso de significado e
de propósito em seu trabalho?
Você experimenta um senso de significado e de
propósito na sua casa?
Está presente?
Está plenamente atento?

Com base em suas reflexões, determine em que grau você vivencia o bem-estar espiritual e em seguida *atribua* uma pontuação de 1 a 10, em que 1 corresponde a muito pouco ou muito raramente e 10 corresponde a bastante ou com muita frequência. Após atribuir uma pontuação, *descreva* por escrito por que você se deu essa pontuação. Depois *prescreva* uma maneira de aumentá-la, a princípio em apenas 1 ponto. Os exemplos podem incluir escrever uma "descrição da vocação", parar o que você está fazendo duas vezes por dia e conectar-se com seu propósito, começar a praticar diariamente a atenção plena por cinco minutos ou comprometer-se a fazer apenas uma coisa de cada vez uma hora ou duas por dia. Faça esse check-in uma vez por semana.

2. Bem-estar físico

Às vezes sua alegria é a fonte do seu sorriso, mas às vezes seu sorriso pode ser a fonte da sua alegria.

Thich Nhat Hanh

Estudar a felicidade é sempre relevante, não importa a situação que você esteja vivendo. Obviamente ajuda durante épocas boas, mas não é menos importante para que possamos superar momentos difíceis. Contribui para nossa resiliência e ajuda a nos tornarmos antifrágeis; em outras palavras, nos dá força ao enfrentarmos um desafio.

No momento em que escrevo este livro, em 2020, em meio a lockdowns decorrentes da pandemia, muitos vivenciaram um ano incrivelmente desafiador e reagimos de modos diferentes. Por exemplo, conheço pessoas que começaram muito bem — para elas, a princípio, praticar o distanciamento social e ficar em casa foram boas maneiras de desacelerar um pouco, de ficar mais com as pessoas que elas amam e de reservar mais tempo para valorizar o que têm, em vez de subestimar. Estavam fantásticas. Mas, com quase nenhuma exceção, a certa altura, cada uma delas experimentou um arrefecimento no ânimo e no bem-estar geral. A ficha delas caiu de que não se tratava de férias, mas uma espécie de novo normal, e isso as fez esmorecer. Outras pessoas que no começo estavam muito ansiosas e inseguras foram ficando mais aliviadas em sua realidade e passaram a se sentir melhor. E havia ainda outras — a maioria, provavelmente — que entraram em uma montanha-russa de altos e baixos. Elas tinham dias bons e dias terríveis; períodos calmos e períodos turbulentos. Mas o denominador comum entre quase todo mundo era a sensação de estar sobrecarregado e estressado como nunca antes.

Ainda há motivo para otimismo: seguindo passos simples para melhorar sua saúde física, você pode fazer bons avanços no que tange à sua resiliência e à sua felicidade. Este capítulo concentra-se na conexão entre mente e corpo, em como a psicologia e a fisiologia são parte de um único sistema interconectado. Entre as características desse sistema, exploramos como a resistência física cria resistência mental e como o estresse — quando entendido e administrado de modo adequado — pode contribuir para nosso bem-estar, em vez de abalá-lo.

O primeiro passo para cumprir nosso potencial de bem-estar físico é reconhecer a conexão indivisível entre mente e corpo. Mas o que atrapalha é uma crença difundida, conhecida

A MENTE E O CORPO SÃO UM SÓ

O primeiro passo para cumprir nosso potencial de bem-estar físico é reconhecer a conexão indivisível entre mente e corpo. Mas o que atrapalha é uma crença difundida, conhecida como dualismo, que dita que a mente e o corpo são entidades distintas.[1]

Por que a perspectiva dualista é problemática? O cientista de dados Peter Senge, do MIT, escreveu: "Dividir um elefante no meio não cria dois elefantes pequenos". Ele explica: "Os sistemas vivos têm integridade [...]; seu caráter depende do todo".[2] Da mesma forma, dividir um ser humano em dois — em uma mente e um corpo — não cria dois seres humanos pequenos ou duas entidades viáveis passíveis de serem cultivadas e desenvolvidas. É uma separação artificial. Se quisermos produzir mudanças, devemos encarar a pessoa como um todo. Lembre-se: a felicidade é o bem-estar do ser integral.

A unidade da mente e do corpo manifesta-se de várias maneiras. Seus pensamentos e emoções, por exemplo, influenciam seu corpo — desde a postura até o desempenho —, enquanto seus movimentos, por sua vez, podem afetar sua mentalidade e seu coração. Pesquisas sobre a "hipótese do feedback facial" destacam essa conexão: abrir um sorriso ou fechar a cara, uma expressão gentil ou de raiva, gera a emoção associada à expressão.[3] Quando os sujeitos reproduziram a expressão de uma pessoa com raiva, o ritmo de seus batimentos cardíacos e a temperatura de sua pele aumentaram, e eles começaram a ter pensamentos raivosos.

Não apenas nossa expressão, mas todo o nosso corpo pode ser usado para mudar nosso humor. A psicóloga Sara Snodgrass, da Florida Atlantic University, pediu a um grupo de participantes de um estudo que caminhasse por três minutos de determinada maneira: grandes passadas, braços balançando e olhar adiante. Esse modo de caminhar é a manifestação externa de um ânimo confiante e otimista. Ela pediu a um segundo grupo de participantes que arrastasse os pés, desse passos pequenos e olhasse para baixo. Esse andar está associado a um ânimo mais taciturno e desalentado. O resultado? O primeiro grupo estava mais animado depois de seus três minutos de caminhada "feliz". Esse experimento e muitos outros ajudam a explicar por que costumamos nos sentir bem, ou pelo menos melhor, depois de dançar ou correr. Além do impacto fisiológico do exercício, de que falaremos mais à frente neste capítulo, a própria postura que assumimos enquanto dançamos ou corremos beneficia nosso estado emocional.[4]

Esse é outro experimento que salienta consideravelmente a conexão entre a mente e o corpo.[5] Cientistas da Cleveland Clinic dividiram os participantes em quatro grupos e pediram que eles praticassem exercícios durante quinze minutos por dia, cinco dias por semana, por doze semanas. Eles ensinaram ao primeiro grupo "contrações mentais" do dedo mindinho — os participantes deveriam imaginar estar exercitando o dedo mínimo sem movê-lo de fato. O segundo grupo usou a imaginação para exercitar o bíceps, imaginando que dobravam o cotovelo. O terceiro grupo exercitou o dedo, contraindo-o usando resistência física. O quarto grupo, o grupo controle, não fez nada. Os resultados? O grupo controle não ficou mais forte, o que não é de surpreender. Previsivelmente também, o terceiro grupo, que exercitou fisicamente o mindinho, aumentou a força do dedo em 53%. O resultado surpreendente é que o primeiro grupo — que se exercitou apenas mentalmente — aumentou a força do dedo em 35%. Literalmente sem levantar um dedo! O grupo que imaginou exercitar o bíceps aumentou sua força em 13,5%. Mente e corpo estão conectados, são partes de um mesmo todo, e, para realizar nosso potencial de felicidade, de ser integral, precisamos fazer melhor uso daquilo que mente e corpo respectivamente têm a nos oferecer.

O *pensador*, de Rodin

A linda escultura em bronze de Auguste Rodin tem muito a nos ensinar a respeito da conexão entre mente e corpo. Foi uma encomenda, criada ao longo de diversos anos no final do século xix e começo do século xx. A princípio, seu tema seria o poeta e filósofo Dante e sua *Divina comédia*. Rodin pensou em retratar a figura vestida, com uma longa toga, mas decidiu, por fim, que não queria esculpir um pensador de acordo com a imagem de um acadêmico típico. Em vez disso, ele criou um pensador com uma poderosa presença física. A escultura é um nu musculoso, agachado e com o queixo apoiado na mão. Nessa posição, é quase como se ele fosse explodir como uma mola a qualquer momento. Ele está prestes a entrar em ação. Por que Rodin concebeu um pensador nessa posição? Aqui está o que ele escreveu: "O que faz meu *Pensador* pensar é o fato de que ele não pensa apenas com o cérebro, com a testa franzida, com as narinas dilatadas e com os lábios comprimidos, mas com todos os músculos dos braços, das costas e das pernas, com o punho cerrado e os dedos dos pés tensionados".[6] Em *O pensador*, mente e corpo estão juntos.

O mito do estresse

O estresse é como nosso corpo responde a uma ameaça, real ou percebida. Nosso cérebro reage por meio daquilo que é conhecido como a resposta "fugir ou lutar ou paralisar", ao sinalizar a liberação de hormônios que aumentam nossos batimentos cardíacos e aguçam nossos sentidos. Ele nos equipa para fugir, desafiar um agressor ou nos proteger. O estresse vem sendo um problema de saúde e chegou a proporções pandêmicas muito antes de termos ouvido falar do coronavírus pela primeira vez — nas escolas, nos *campi* universitários e nos locais de trabalho; nos Estados Unidos e no mundo todo.[7] Antes da pandemia de covid-19, o governo chinês publicou uma declaração dizendo que o país precisa cuidar melhor dos níveis ascendentes de estresse entre a população. Pouco depois disso, a Austrália emitiu uma declaração parecida.

Mesmo antes da pandemia, parece que já estávamos tendo problemas quando se tratava de estresse — e agora a situação está muito pior. Hoje em dia, com as pressões que se acumulam e as perspectivas dos piores cenários rodopiando em nossas mentes, não é preciso muito para nos deixar em um estado de alerta máximo. Nosso cérebro fica vigilante o tempo todo, sempre alerta em relação a perigo, porque há cada vez mais motivos para estar estressado: talvez não nos sintamos tão seguros ou confiantes como antigamente; talvez estejamos ansiosos em relação ao futuro de nossa comunidade, a viagens, à economia, a nossa renda, à educação dos nossos filhos ou a nossa saúde e à das pessoas que amamos.

E o que é que fazemos com todo esse estresse? Nas últimas décadas, psicólogos e médicos têm estudado o estresse — seja no local de trabalho, em *campi* universitários ou outros lugares —, e as conclusões de suas pesquisas são muito surpreendentes e contraintuitivas. A maioria das pessoas acredita que o estresse atrapalha a saúde e a felicidade. Mas e se eu lhe dissesse que estamos acusando o culpado errado todo esse tempo? E se eu lhe dissesse que o problema não é o estresse, por si só? Que, na verdade, o estresse é potencialmente bom para nós?[8] Leve a seguinte analogia em consideração: você vai à academia e levanta uns pesos. O que você está fazendo com seus músculos quando se exercita? Você os submete ao estresse físico — rompendo as fibras dos músculos. Não encaramos isso como algo ruim, porque sabemos que o estresse torna os músculos mais fortes do que antes. Digamos que alguns dias mais tarde você volte à prática e, uma semana depois, levante halteres ligeiramente mais pesados. Você segue um treino quinzenal cuidadoso, se esforça por um ano e, com o tempo, fica mais forte e mais saudável — graças ao estresse! O estresse não é o problema; é, pelo contrário, o responsável por acionar o sistema antifrágil de seu corpo.

O problema começa quando você exagera em sua decisão de entrar em forma. Você levanta pesos e, um minuto depois, mais peso, e depois de novo e de novo. No dia seguinte, você se força a fazer mais repetições e mais no dia subsequente. Em pouco tempo, fez coisas demais rápido demais, e é assim que você se machuca. Fica mais fraco em vez de mais forte, esgotado em vez de energizado. Seus músculos foram submetidos ao estresse físico e não tiveram a chance de se recompor. O problema, portanto, não é o estresse. O problema, ao contrário, é a *falta de recuperação*.

Seja na academia, fisiologicamente, ou no mundo exterior, psicologicamente, o problema não é a presença do estresse, mas, sim, a ausência de recuperação.[9] Essa distinção é potencialmente determinante. O estresse sempre foi parte da vida. Os seres humanos o enfrentam há 55 mil anos. Em um passado longínquo, era o estresse de enfrentar um grande lobo perigoso ou o inverno que se aproximava. Hoje, o estresse ataca-nos por diferentes frentes: a pandemia que ainda está violenta, o carro que não pega, as crianças que estão brigando. Você tem que entregar o relatório trimestral, o e-mail do cliente diz "urgente", você acabou de derrubar café no notebook. Mas conseguimos lidar com todo esse estresse — na verdade, somos muito bons em lidar com ele. Apenas pense em todos os pequenos incêndios que você apaga habilmente todos os dias. No entanto, a diferença entre a vida contemporânea e a vida há milhares de anos é que os humanos costumavam ter mais tempo para se recuperar. Hoje estamos "ligados" o tempo todo e, com as agendas familiar e profissional lotadas, temos menos tempo para nos recuperar. Ignoramos o fato de que é crucial nos recuperar, e não apenas para nossa felicidade. A combinação entre estresse e falta de recuperação é extremamente prejudicial, tanto física quanto psicologicamente.[10]

Uma maneira de lidar com a pandemia de estresse seria deixar a correria de lado, ir para o Himalaia e meditar oito horas por dia. Mas e se essa opção não for viável ou desejável? Existe uma alternativa? Sim, existe. Podemos aprender com pessoas ambiciosas, que trabalham duro, são bem-sucedidas, e que também são saudáveis e felizes. Elas, como todo mundo, passam por estresse. Mas há algo que fazem diferente: equilibram suas vidas extremamente ocupadas com períodos de relaxamento — tanto breves quanto mais longos —, e a recuperação que vivenciam ajuda a energizá-las.[11] A recuperação pode acontecer em vários níveis: micro, médio e macro.

Recuperação em nível micro

A recuperação de nível micro, como o nome sugere, tem a ver com fazer pausas em períodos curtos. Pode ser uma parada de quinze minutos a cada duas horas para uma xícara de café, uma meditação ou uma caminhada pelo quarteirão. Ou pode ser reservar um horário na agenda para ler, separar uma hora para fazer exercícios ou ouvir suas músicas favoritas entre reuniões com clientes. Para que a recuperação acione seu sistema antifrágil, ela precisa ser para valer. Fazer uma parada para o almoço enquanto também faz ligações e responde a e-mails de trabalho no celular não é recuperação para valer. É simplesmente mais estresse.

Um de meus colegas, especialista no assunto, conduziu um workshop em uma corretora de valores em Nova York há alguns anos. Ele foi convidado para dar uma palestra aos funcionários porque estavam passando por um período estressante e a empresa estava enfrentando vários casos de burnout. As pessoas estavam optando por sair da empresa a torto e a direito, outras estavam ficando doentes e com baixo desempenho. Meu colega fez uma breve palestra sobre como o problema não é o estresse; o problema é a falta de recuperação. No fim da apresentação, os participantes estavam convencidos e ansiosos para seguir em frente. "Diga para a gente, doutor, o que temos que fazer?".

Meu amigo respondeu: "O que eu gostaria que vocês fizessem é um intervalo de quinze minutos a cada duas horas".

Os corretores riram.

"Você está brincando, não é?"

"Não, não estou. Por quê?"

"A gente tem que ficar com os olhos naquela tela o tempo todo. Sabe o que pode acontecer nos mercados mundiais em quinze minutos? Almoçamos na frente das telas. Não dá para fazer pausas."

"Que tal cinco minutos?", disse meu colega a eles.

"Não!"

"E trinta segundos?"

Com isso, concordaram.

"Tudo bem", disse ele. "A cada duas horas, reservem trinta segundos e, durante esse período, quero que fechem os olhos e respirem fundo três vezes. Cinco ou seis segundos de inspiração e depois cinco ou seis segundos de expiração. Três respirações. Se quiserem ousar, deem-se ao luxo de quatro respirações. Mas estou pedindo que façam isso *de forma consistente*", acrescentou ele. "A cada duas horas, *todos os dias*. Não só hoje e amanhã porque se lembrarão da minha visita; façam disso um ritual."

"Combinado", concordaram — e mantiveram-se firmes.

Os corretores respiraram fundo de três a quatro vezes a cada duas horas e relataram que isso, de fato, fez uma diferença em sua experiência geral — seu bem-estar, sua produtividade, sua criatividade e sua energia. Por quê? Porque aqueles trinta segundos em que respiravam fundo proporcionaram a recuperação tão necessária para complementar o estresse.

A resposta de lutar, fugir ou paralisar é uma resposta ao estresse. Respirar fundo possibilita aquilo que o dr. Herbert Benson, da Harvard Medical School, chama de resposta de relaxamento.[12] Em geral, basta respirar fundo três vezes para você mudar do estado de estresse para o de recuperação. Tente! Respire lenta, suave e profundamente, deixando sua barriga inflar ao inspirar e baixar enquanto expira. Por incrível que pareça, os bebês respiram desse modo saudável naturalmente na maior parte do tempo — quando estão dormindo ou acordados. Os adultos, sobretudo quando estão acordados, não costumam respirar assim. Isso é tanto o resultado quanto a causa dos crescentes níveis de estresse. Para sair dessa espiral descendente — na qual o estresse leva a uma respiração superficial, que por sua vez leva a mais estresse —, precisamos passar a respirar mais fundo. O professor Andrew Weil, fundador e diretor do Centro de Medicina Integrativa da Universidade do Arizona, diz: "Se eu tivesse que dar apenas uma dica para uma vida mais saudável, seria para a pessoa aprender a respirar de maneira correta".[13]

Felizmente, essa ferramenta para incrementar o bem-estar está literalmente debaixo de nosso nariz e podemos usá-la a qualquer momento, em quase todas as situações. Podemos nos concentrar em três ou quatro respirações mais profundas no caminho para o trabalho, enquanto estamos sentados de frente para o computador, antes de uma reunião importante ou sempre que desejarmos um momento de calma. Certifique-se de realizar pausas de trinta segundos a cada duas horas só para respirar fundo ao longo de seu dia de trabalho — programe um alarme se você precisar de um lembrete. Respirar fundo regularmente durante o dia pode fazer uma diferença significativa em nossa qualidade de vida. E, se você puder reservar um tempo para intervalos regulares de quinze minutos a cada duas horas, melhor ainda. Recomendo introduzir meditação ou ioga em sua rotina, fazer uma caminhada ou praticar exercícios mais intensos se conseguir.

O professor Philip Stone, de Harvard, foi meu exemplo e meu mentor. Fui seu professor assistente por seis anos antes de ele me legar seu curso de psicologia positiva quando se aposentou. O professor Stone ensinou-me muitas lições. Uma das mais importantes ocorreu durante um momento de improviso que aconteceu em 1999, quando estávamos na primeira conferência

Seja mais feliz, aconteça o que acontecer 75

de psicologia positiva de todos os tempos, em Lincoln, em Nebraska. Foi uma experiência maravilhosa ouvir pesquisadores cujas palavras eu lia havia tanto tempo. No segundo dia, depois que fizemos um intervalo para o almoço, alguém bateu à minha porta. Era o professor Stone. Ele disse: "Vamos dar uma volta". "Volta aonde?", perguntei. "Só caminhar", respondeu ele. Sem motivo. Sem pressa. Sem necessariamente um destino. Aquelas duas palavras, *só caminhar*, são a essência da recuperação.

RECUPERAÇÃO DE NÍVEL MÉDIO

A recuperação de nível médio consiste em introduzir pausas mais longas em nossa vida, como tirar um dia de folga do trabalho. Até mesmo Deus precisou de um dia de folga depois que criou o mundo! Existe aqui uma mensagem importante para nós, meros mortais. As pessoas que tiram um dia de folga não são apenas mais felizes. São também mais produtivas e mais criativas em geral.[14] A recuperação é um bom investimento.

Ter uma boa noite de sono é ainda um meio importante de recuperação de nível médio. Há muitas pesquisas sobre a importância do sono para nossa saúde e nossa felicidade.[15] Em uma tentativa de aproveitar ao máximo cada período de 24 horas, as pessoas hoje estão dormindo menos do que necessitam. Mas como dizem: "Não é possível ignorar o tempo de sono, apenas adiá-lo".[16]

Os adultos geralmente precisam de sete a nove horas de sono por noite. Quem não dorme o suficiente, controlados os demais fatores, sofre mais de depressão e ansiedade.[17] O sono insuficiente também nos torna irritáveis e mais propensos a perder a cabeça com os outros. Os adultos podem ser capazes de inibir um pouco a irritação de algum modo, mas ainda assim vivenciam o impacto da privação de sono da mesma forma que um bebê. Isso, é desnecessário dizer, afeta a qualidade de nossos relacionamentos — ficamos muito mais propensos a brigar, irritar ou ficar aborrecidos com os outros.

A falta de sono também provoca o enfraquecimento do sistema imunológico, o que nos deixa mais propensos a alergias, asma, resfriados e gripes. No caso de privação de sono de longa duração, a pesquisa mostrou um aumento significativo na probabilidade de desenvolver certos tipos de câncer e de doenças do coração. Em um estudo, mulheres que dormiam uma média de cinco horas por noite tinham uma probabilidade 40% maior de sofrer ataque cardíaco ou desenvolver doença arterial coronária do que mulheres que dormiam, em média, mais de sete horas por noite.[18]

Além disso, as pessoas que não dormem o suficiente tendem a ganhar peso. Quando privado de sono, o corpo envia sinais dizendo que precisa de mais energia. Um dos sinais é a insulina. Depois de apenas quatro noites de privação leve de sono (o que equivale a cerca de seis horas de sono por noite), os níveis de insulina aumentam significativamente.[19] O corpo então anseia por alimentos gordurosos e ricos em glicose — ou seja, *junk food*. Isso pode levar à obesidade, o que por sua vez aumenta a probabilidade de desenvolver diabetes e outras doenças.

A falta de sono afeta-nos não apenas interiormente: ela provoca as reveladoras olheiras e um aspecto de abatimento no dia seguinte. A falta de sono contínua acelera o processo de envelhecimento; dormir mantém-nos jovens. O sono também é importante quando se trata de sexo. A fadiga diminui significativamente a libido. A falta de sono reduz os níveis de testosterona e pode causar disfunção sexual tanto em homens quanto em mulheres.

O sono também afeta o funcionamento cognitivo.[20] Muitos estudantes — jovens e mais velhos — acreditam que têm um desempenho melhor mesmo quando não dormem tanto quanto o recomendado, porque assim podem estudar mais. O mesmo se aplica a adultos que economizam no sono para que consigam trabalhar mais. Essa pode parecer uma boa solução a curto prazo e pode até ser necessária diante de uma situação específica. Mas, a longo prazo, cobra um preço, enquanto o sono adequado traz muitos benefícios. Produtividade, eficiência, criatividade e memória aumentam consideravelmente quando dormimos o bastante.

Se tudo isso não for suficiente para convencê-lo a ir dormir mais cedo, fique ciente de que a fadiga é uma das principais causas de acidentes:[21] as habilidades motoras ficam prejudicadas, a sonolência surge aos poucos e as pessoas caem no sono no trabalho ou no volante. Nos Estados Unidos, a National Highway Traffic Safety Administration estima que dirigir com sono pode ser a causa de até 6 mil acidentes fatais por ano.

Então o sono afeta nosso desempenho cognitivo, nossa fisiologia e, surpresa nenhuma — dada a conexão entre a mente e o corpo —, nosso bem-estar psicológico. A persistente falta de sono leva ao estresse sem recuperação, o que nos mantém acordados à noite e assim por diante, em uma espiral descendente nada saudável. A especialista em sono Sara Mednick, professora da UC Riverside, escreve: "Muitas pessoas que rotulamos como 'estressadas' não são na verdade. Elas simplesmente precisam dormir".[22]

Existe uma pegadinha. Tenho lido muito sobre sono nos últimos anos e acabei descobrindo que, por vezes, isso na realidade piorava meu próprio descanso! Eu lia toda a pesquisa sobre como é importante ter uma noite inteira de sono, e o que acontece se você não dormir, e ia me deitar pensando: *Eu tenho que dormir agora mesmo!* Mas o que acontece quando você pensa *Eu tenho que dormir?* Claro, você fica menos propenso a dormir. Então, aprendi a simplesmente deixar esse pensamento de lado. Se você não conseguir dormir, não se preocupe. Você também está se recuperando ao apenas se deitar e fazer uma pausa. Se perceber que está com insônia porque está distraído e pensando na lista de tudo que tem que fazer amanhã, tente ler um livro. Não fique on-line, porque a luz da tela diminui a probabilidade de você pegar no sono. Não leia notícias perturbadoras que dificultarão ainda mais o sono. Você também pode tentar respirar fundo e devagar. E, se tudo mais falhar e você não dormir tempo suficiente à noite, tire uma soneca no dia seguinte. É muito melhor do que nada. Além do mais, embora o ideal seja um cochilo de noventa minutos, um de apenas quinze pode ajudar muito a rejuvenescer a mente e a melhorar o humor. Essa é uma fantástica relação custo-benefício. E, se você acordar sentindo-se grogue por estar no meio de um ciclo de sono, lave o rosto com água fria ou dê algumas passadas rápidas para fazer o sangue fluir. Você se sentirá imediatamente recarregado e pronto para outra.

RECUPERAÇÃO EM NÍVEL MACRO

Por fim, há uma recuperação em nível macro. Seja ir acampar, reservar um tempo só para ler ou não fazer absolutamente nada por alguns dias ou semanas, seu corpo e sua mente precisam de pausas mais longas da rotina diária para se recuperar. Um estudo recente mostrou que mais da metade dos norte-americanos não goza de todos os seus dias de férias.[23] Entre aqueles que de fato tiram férias, mais de 40% continuam presos ao escritório, verificando o e-mail profissional, por exemplo. Sem uma recuperação adequada, os níveis de felicidade e de desempenho despencam. Mas as pessoas que ficam um tempo longe do trabalho são, em geral, mais produtivas e mais criativas.[24] Não é coincidência que exista uma conexão etimológica entre *recreação* e *criação*. É quando recreamos que estamos mais propensos a criar.

Tirar uma folga — uma folga de verdade — é algo extremamente difícil de fazer, sobretudo no caso de indivíduos com personalidade do tipo A, mais ambiciosos. Nós (e digo *nós*, porque também me enquadro nesse tipo) sentimos que, se fizermos uma pausa, vamos perder alguma oportunidade. Vamos ficar desinformados. Outras pessoas estão trabalhando duro e fazendo progresso, e nós não. Para mudar sua perspectiva, procure pensar a respeito disso no contexto de um piloto de Fórmula 1 de elite. Um carro de corrida passa voando pela pista diversas vezes — mas não consegue completar a corrida sem fazer *pit stops*. Se um piloto dissesse *Oh-oh, se eu parar agora, os outros pilotos vão tomar a dianteira. Não vou fazer um pit stop*, o que aconteceria? Uma situação perigosa, inevitavelmente — os pneus estourariam ou o carro ficaria sem combustível. Isso é o equivalente ao *burnout*. Em sua vida pessoal e profissional, sucumbir ao FOMO, sigla em inglês para o "medo de perder alguma coisa" leva ao BC: *burnout* certo.

Seja nos níveis micro, médio ou macro, se não fizermos esses *pit stops* de recuperação, vamos inevitavelmente sofrer um *burnout* ou derrapar — e então fica ainda mais difícil voltar aos trilhos. Até o carro de corrida mais bem regulado não pode seguir a toda velocidade indefinidamente. Não importa quão forte e resistente você seja, ainda precisa dessas pausas. Além do mais, é durante esses momentos que você fica mais forte. E é assim que o estresse pode ter um lado positivo: a recuperação ativa de nosso sistema antifrágil — o que nos ajuda a nos tornar melhores, mais saudáveis e mais felizes. Com que frequência exata você precisa de pausas para recuperação e de quanto tempo é mais uma questão de pesquisa interna do que de pesquisas normais. Agora, estudos indicam que, em média, precisamos fazer uma parada para recuperação mais ou menos a cada noventa minutos, tirar pelo menos um dia de folga por semana e passar duas semanas de férias por ano,[25] mas você pode experimentar até encontrar qual é realmente sua necessidade. Dê uma folga para si mesmo!

EXECUTAR UMA ÚNICA TAREFA

Executar uma única tarefa, como o título sugere, é se dedicar a realizar apenas uma coisa de cada vez. Trata-se de ignorar o canto da sereia dos muitos outros afazeres urgentes que acenam para você o tempo todo. Para diminuir seu estresse, você deve procurar fazer menos coisas ao mesmo tempo e, sempre que possível, realizar apenas uma tarefa de cada vez. Mas você pode estar pensando: *Tal, faço várias coisas ao mesmo tempo para que eu consiga terminar mais tarefas. Se eu conseguir riscar mais itens da minha lista, vou ficar menos estressado.* Enquanto o progresso e a produtividade podem sem dúvida contribuir para sua felicidade global e embora fazer várias coisas ao mesmo tempo seja às vezes necessário e inevitável, essa prática pode aumentar o estresse e esgotar sua energia. Portanto, mesmo se você fizer várias atividades ao mesmo tempo, introduzir intervalos com uma única tarefa durante o dia — em que se dedica completamente a uma atividade de cada vez — pode ajudar muito. Realizar apenas uma tarefa relaxa seu corpo, concentra sua mente e lhe dá força para continuar.

Não importa quais sejam essas atividades isoladas — pode ser passar tempo com alguém de sua família, com um amigo ou um colega e dar a essa pessoa toda a atenção, apenas responder a e-mails ou dançar e estar completamente imerso na música. Chamo essas experiências de realizar uma única tarefa de "ilhas de sanidade" porque elas proporcionam alguns períodos de recuperação sensata em nosso mundo atordoado, cheio de tarefas ao mesmo tempo e com tantas camadas.

EXERCÍCIO

Uma grande quantidade de pesquisas aponta para uma conclusão simples: é muito importante estar fisicamente ativo.[26] Embora em algum nível todos saibamos disso, o exercício físico costuma ser uma das primeiras coisas que as pessoas deixam de lado quando estão atarefadas e estressadas.

Costumo perguntar a meus alunos da universidade quando eles ficam menos propensos a praticar exercícios e por quê. Quase unanimemente, eles respondem que é durante a época de provas. Eles imaginam que precisam de tempo para estudar e não podem se dar ao luxo de perder tempo praticando exercícios físicos. Minha resposta a isso é que, nos períodos de estresse, se exercitar é mais crucial. Exercitar-se está entre as maneiras mais poderosas de recuperação de estresse psicológico, porque é extremamente eficaz para lidar com a ansiedade.

Exercícios regulares — somente trinta minutos de exercício aeróbico três vezes por semana — têm o mesmo efeito em pessoas com depressão grave do que o medicamento psiquiátrico mais potente.[27] Da mesma maneira, os exercícios são úteis para indivíduos com distimia, um tipo mais brando e mais duradouro de depressão. Na verdade, os exercícios funcionam do mesmo modo que os medicamentos, liberando norepinefrina, serotonina e dopamina, as substâncias químicas que proporcionam sensação de bem-estar em nosso cérebro.[28]

Quando vi esses e outros resultados a respeito do impacto da atividade física, inicialmente pensei que praticar exercícios fosse como tomar um antidepressivo. Mas continuei pensando a respeito e me dei conta de que não é exatamente esse o caso. Não é que se exercitar equivale a tomar um antidepressivo, mas que *não se exercitar equivale a tomar um depressor*. Essa é mais do que só uma diferença semântica. Não fomos concebidos, nascemos, fomos criados e evoluímos para sermos criaturas sedentárias. Não fomos feitos para ficar sentados em casa o dia todo na frente de um computador, sem atividade física alguma. Fomos constituídos para nos mover, literalmente nascemos para correr — seja para correr atrás de um antílope para o almoço ou para fugir de um leão, para que não viremos o almoço. Hoje, é fácil demais mal mexer os músculos por longos períodos, e deslizar o dedo em uma tela não conta exatamente como exercício. Quando frustramos alguma necessidade, seja a necessidade de oxigênio, de vitaminas, de dormir ou de se exercitar, pagamos um preço alto. E, como a mente e o corpo são uma única coisa, a frustração física leva à frustração psicológica.

Todos temos um nível mínimo de bem-estar, determinado por nossos genes e primeiras experiências — e ambos estão fora do nosso controle. Se não nos exercitamos, baixamos esse nível mínimo, comprometendo a mãozinha dada por Deus ou pela genética, e é por isso que não se exercitar é como tomar um depressor.

Dado o impacto do exercício físico, quer dizer que não precisamos de antidepressivos, que podemos jogar os comprimidos de nossas caixinhas de remédio no lixo? De jeito nenhum. Exercitar-se não é a cura para tudo e, às vezes, o melhor caminho a seguir é o da medicação. Ao mesmo tempo, pesquisas sugerem com convicção que precisamos começar a encarar as atividades físicas como uma intervenção psicológica muito eficaz.[29]

Francis Bacon, filósofo do século xvi, pai da ciência moderna, escreveu: "A natureza só é comandada se for obedecida". Nossa natureza funciona de tal modo que precisamos nos exercitar regularmente. Isso é importante sempre, mas sobretudo durante épocas difíceis.

Mexa-se, mexa-se

Exercitar-se não quer apenas dizer uma sessão intensa de suor na academia. De maneira mais geral, movimentar-se é essencial para nosso bem-estar. Uma pesquisa da Universidade de

Cambridge, na Inglaterra, mostra que as pessoas que se mexem com mais frequência tendem a ser mais felizes. Isso vale até se elas tiverem um trabalho em que ficam sentadas, mas a cada vinte ou trinta minutos simplesmente se levantam e dão uma volta — uma recuperação no nível micro. Cada vez mais médicos sugerem que "sentar é o novo fumar" e, embora possa parecer exagero, não é tanto assim. Ficar sentado por longos períodos não é saudável.[30] Como regra de ouro, não fique sentado por mais de meia hora sem se levantar e se mexer. Suba um lance de escadas, caminhe por um corredor, vá até o banheiro — apenas se movimente. O movimento é decisivo para a saúde física e mental.

Você está se exercitando com regularidade? Se não estiver, não se sinta culpado. Apenas comece! Lembre-se: movimentar-se é de sua natureza. Já é difícil o bastante melhorar nosso bem-estar. Não torne a felicidade mais difícil para si ao lutar contra sua natureza.

Mas o que significa exercício regular? As recomendações variam, com o mínimo sendo trinta minutos de exercício aeróbico três vezes por semana e o ideal sendo 45 minutos cinco vezes por semana. Se você pratica treino intervalado de alta intensidade (HIIT, na sigla em inglês), pode alcançar benefícios físicos e psicológicos parecidos em sessões mais curtas. Você pode encontrar milhares de programas de HIIT na internet. Acrescentar algum treino de peso à combinação é importante, sobretudo à medida que envelhecemos. Minha rotina de exercícios costuma consistir em três sessões de HIIT por semana com treinos de musculação irregulares aqui e ali; só que, em épocas complicadas — como agora —, acrescento uma sessão aeróbica por semana e duas atividades de fortalecimento muscular à combinação. Mexo-me com mais frequência intencionalmente porque sinto que preciso disso.

Sua rotina de exercícios pode envolver uma caminhada acelerada — mesmo que seja apenas dentro de seu apartamento. Pode ser pular em uma cama elástica, que é o que eu gosto de fazer. Há camas elásticas pequenas que não ocupam muito espaço e são relativamente baratas e fáceis de encontrar na internet. Se você tem uma esteira em casa, tire a poeira e calce o tênis, ou simplesmente saia para correr ao livre, vá nadar ou jogar basquete. Encontre sessões de treino intervalado de alta intensidade em circuito (HICT, na sigla em inglês) on-line que combinam exercícios aeróbicos com práticas de fortalecimento muscular. Seja lá o que você decida fazer, reserve alguns horários em sua agenda para isso e mexa-se, mexa-se!

Dance

Dançar é, de fato, o exercício mais poderoso para aumentar a felicidade! É muito difícil dançar e ficar triste; em geral, não conseguimos parar de sorrir quando balançamos o corpo ao ritmo de nossa música favorita. E, dada a hipótese da resposta expressiva, esse sorriso é internalizado e ficamos mais felizes. Quando dançamos, nossa postura afeta nosso ânimo. Faça uma festa em casa e dance com seus filhos ou amigos, faça uma aula de dança de salão virtual com sua companheira ou outra dança ou ainda dance zumba sozinho. Seja qual for seu jeito favorito de balançar o esqueleto, faça isso e desfrute do exercício. Dançar é como tomar uma droga, mas sem sentir os efeitos colaterais nocivos, ou melhor, com muitos efeitos colaterais positivos.

Crianças e exercícios

Os exercícios têm efeitos positivos para pessoas de todas as idades. Uma pesquisa de John Ratey, psiquiatra da Harvard Medical School, indica que nas escolas que introduziram a prática de exercícios regulares, as crianças são mais felizes. Elas também são menos violentas: as agressões físicas e verbais diminuem em mais de 60% só com a inclusão da prática de exercícios na rotina. Crianças que se exercitam têm melhor desempenho acadêmico e ficam mais produtivas, criativas e engajadas. Os exercícios por si só ou como tratamento paralelo podem ajudar no transtorno de déficit de atenção com hiperatividade (TDAH, na sigla em inglês).[31] Quer seus filhos passem a manhã na escola ou em casa, incentivo você a tornar os exercícios uma parte obrigatória da rotina deles.

JOGOS INFANTIS, DE BRUEGEL

O artista flamengo Pieter Bruegel, um dos maiores artistas do Renascimento do século XVI, fez uma bela pintura a óleo chamada *Jogos infantis*. Ela mostra como costumava ser a vida nas aldeias belgas: crianças brincando ao ar livre, correndo, virando de ponta-cabeça para dar cambalhotas e fazendo cavalinho umas nas outras. O quadro inteiro é uma celebração do movimento. Ele me faz lembrar de minha infância em Israel, onde cresci brincando ao ar livre por horas a fio. Como muitos países mediterrâneos, Israel tem a hora da sesta, entre duas e quatro da tarde, mas assim que o relógio batia quatro horas saíamos correndo de casa e brincávamos de esconde-esconde, pega-pega ou jogávamos futebol. Mexíamo-nos e brincávamos sem parar até a hora do jantar. Hoje, pode ser que a vida das crianças seja bem diferente, com muito mais movimento dos dedos, mas há muito menos atividades que envolvam o corpo todo.

Como podemos aprender com o quadro de Bruegel e implementar mais movimento em nossa vida? Agora é tão bom quanto qualquer outro momento para incentivarmos nossos filhos a se mexerem, e para nós, enquanto adultos, capturarmos o espírito livre da infância e darmos início a novos rituais que envolvam a prática de exercícios e de brincadeiras. Essa pintura é uma inspiração para mim, para me mexer muito mais e me mexer com alegria.

Envelhecer

O impacto do exercício físico no envelhecimento é inegável. Uma metanálise sobre a relação entre atividade física e envelhecimento indica que a prática regular de exercícios reduz a probabilidade de desenvolvimento de Alzheimer e de demência em 52%.[32] Isso acontece mesmo se você começar uma rotina de exercícios mais tarde na vida. Nenhum medicamento chega nem perto de tal efeito. Quando ouvi falar desse estudo, liguei na hora para minha mãe. Eu disse: "Mãe, lembra como sempre recomendei que você fizesse exercícios? Bem, não estou mais recomendando. Estou *exigindo* que você faça". Eu nunca falaria com minha mãe assim normalmente. Só que dessa vez me senti obrigado. Por quê? Porque a mãe dela, minha avó, morreu com Alzheimer. A tia de minha mãe, irmã de minha avó, também morreu com Alzheimer. Infelizmente, há um componente hereditário nessa doença. Então, falei para minha mãe: "Você tem que fazer exercícios. Se não for por si mesma, faça por seus filhos e por seus netos". Estou aliviado por ela ter levado o conselho a sério e começado a praticar exercícios religiosamente e ter continuado com eles mesmo durante o lockdown em razão da pandemia de covid.

Se você ainda não estiver praticando exercícios, independentemente de sua idade, comece a se mexer. Faça isso gradualmente — é melhor pecar por começar devagar demais do que ir rápido demais —, de preferência, com a supervisão de um professor de educação física ou de um médico. Se possível, faça atividades de que goste, porque é naturalmente mais provável que você não as abandone. Exercitar-se é sempre essencial, sobretudo durante as épocas em que o estresse tende a ser maior.

Zonas azuis

Dan Buettner, da *National Geographic*, junto a outros pesquisadores, estudou as zonas azuis — regiões do mundo onde as pessoas vivem por mais tempo.[33] Entre elas, estão a Icária, uma pequena ilha na Grécia; Okinawa, no Japão; Loma Linda, uma cidade da Califórnia; a ilha mediterrânea da Sardenha, na Itália; e Nicoya, na Costa Rica. Estes lugares têm de cinco a sete vezes mais centenários — pessoas com mais de cem anos — do que qualquer outro ponto do mundo. Buettner escreveu *Zonas azuis* com o objetivo de apresentar as melhores práticas mundiais em saúde e longevidade, para que possamos aplicá-las em nossas vidas. Em seu livro, ele conclui que, "se adotássemos o estilo de vida correto, poderíamos viver pelo menos uns bons dez anos a mais e sofrer apenas uma parcela das doenças que nos matam de forma prematura". Muitas das ideias que Buettner levanta são relevantes não apenas para o bem-estar físico, mas também para o bem-estar psicológico — para a felicidade.

É provável que você não se surpreenda em saber que as pessoas nas zonas azuis têm o hábito de praticar exercícios. Só que elas não vão à academia; a maioria não tem academia alguma por perto. Elas se exercitam ao longo de suas atividades normais. Às vezes, sobem uma montanha caminhando. Às vezes, simplesmente caminham bastante para visitar um amigo ou uma loja. Por necessidade, erguem e transportam cargas pesadas. Em nosso mundo moderno, essas atividades são facilitadas. Há sempre um controle remoto disponível, a comida está sempre a um telefonema de distância. E erguer a mão, ainda que seja para o "enorme" esforço de pegar nosso smartphone, não é exercício suficiente.

É interessante observar que não existe uma dieta universal entre os residentes das zonas azuis, mas há princípios universais: ingerir alimentos integrais e naturais em vez de alimentos processados, por exemplo, assim como consumir frutas, vegetais, nozes e castanhas em grande quantidade. Além do mais, descobriu-se que não é apenas a qualidade dos alimentos que importa, mas também a quantidade. Os residentes das zonas azuis comem com moderação. Em Okinawa, por exemplo, há um ditado proferido antes cada refeição: "Coma até ficar 80% satisfeito". A maioria de nós, por outro lado, tem o hábito de comer até estar completamente cheio — e mais um pouco.

Podemos encontrar os outros componentes do EFIRE na rotina dos residentes das zonas azuis. Eles desfrutam, por exemplo, de um senso de significado na vida (bem-estar espiritual), assim como de fortes laços de amizades e familiares (bem-estar relacional). Ao mesmo tempo, Buettner ressalta que não precisamos fazer tudo que eles fazem, nem introduzir ações radicais em nossa vida para alcançar benefícios significativos. Podemos nos concentrar em qualquer um dos componentes do EFIRE e, então, nesse componente — bem-estar físico, digamos —, pequenas mudanças podem fazer uma grande diferença. Reduzir um pouco a quantidade que comemos, por exemplo, ou acrescentar mais vegetais, nozes e castanhas à nossa dieta pode ser um grande progresso. E, quando se trata de se exercitar, Buettner fala sobre o valor de criarmos pequenos *incômodos*, como levantar em vez de usar o controle remoto, subir pelas escadas em vez de usar o elevador, ir a pé de vez em quando em vez de dirigir para todos os lugares.

A CONSISTÊNCIA É O SEGREDO

Pode haver manhãs em que você acorda e sente que está sem energia nenhuma. Todos nós já passamos por isso. Um de meus alunos me disse: "Tem dias em que sou capaz de fazer tudo que quero — exercício, ioga, meditação —, mas em outros não tenho mesmo vontade nenhuma de fazer nada". Meu aluno não é o único a se sentir assim. A montanha-russa acontece mesmo, ainda mais durante épocas estressantes — um dia você pode ter energia de sobra e, no dia seguinte, falta dela. Sem dúvida, há dias em que só quero me refugiar em meu quarto e não fazer nada. Um dos desafios de se sentir para baixo é evitar a espiral descendente — estamos nos sentindo desanimados, então dizemos a nós mesmos: *Por que nos dar ao trabalho?*. Paramos de fazer exercícios e de priorizar os tempos de recuperação e, como consequência, nos sentimos ainda pior e assim por diante.

Muitas vezes, a espiral descendente manifesta-se na procrastinação, empurrando coisas que não precisam ser feitas agora para mais tarde... e mais tarde. E o que as pesquisas recomendam em caso de procrastinação?[34] Tente uma estratégia chamada arranque de cinco minutos, dizendo a si mesmo: *Mesmo que eu não esteja com vontade de fazer isso agora, vou fazer de qualquer jeito só por cinco minutos.* Caminhe, dance ou jogue bola, por exemplo, durante cinco minutos e você verá que, na maioria das vezes, esses cinco minutos levarão a mais cinco, e assim por diante. O arranque de cinco minutos pode ser aplicado para além dos exercícios. Por exemplo, nos dias em que não estou com vontade de escrever, costumo recorrer ao arranque de cinco minutos. Alguns minutos depois que começo, entro no ritmo e então consigo escrever por duas horas ou mais. Acredito que a energia vem, uma vez que já estou, realmente, no processo.

O erro que muitos procrastinadores cometem é acreditar que a motivação vem antes da ação. Em outras palavras, acreditam que, para fazer algo, primeiro você precisa estar inspirado. Não é esse o caso. Quem não procrastina, ou quem procrastina menos, segue o modelo oposto. Essas pessoas se dão conta de que não se trata de inspiração em primeiro lugar; trata-se da ação antes da motivação. Ao apenas começar, simplesmente fazer, você tem mais chances de alcançar um estado de espírito em que se animará e tenderá a continuar, mesmo que esteja se sentindo desanimado. Às vezes, precisamos fingir até conseguir, ou como diz a psicóloga social Amy Cuddy: "Finja até se tornar".[35]

Praticar exercícios três vezes por semana com regularidade, mesmo se você faltar de vez em quando, fará diferença.

Já falamos sobre como uma parada de recuperação de apenas trinta segundos ao longo do dia é benéfica. E de fato será se você a praticar com regularidade. Esse é o segredo: pequenas mudanças fazem uma grande diferença *se feitas de maneira consistente*. Se, digamos, eu tivesse a opção de ir a um retiro de meditação com duração de um fim de semana uma única vez ou de meditar por cinco minutos todos os dias continuamente, eu optaria pela última; se a opção fosse entre correr 25 quilômetros uma vez por semana ou oito quilômetros três vezes por semana, eu ficaria com as corridas mais curtas. Por quê? Porque a mudança implementada de modo consistente é o que estimula a felicidade a longo prazo, muito mais do que picos ocasionais de atividade.

CHECK-IN DO EFIRE
Bem-estar físico

Siga os três passos do Check-in do EFIRE — atribuir, descrever e prescrever — concentrando-se no bem-estar físico. Comece refletindo sobre as seguintes questões:

Você é ativo fisicamente?
Você cuida de seu corpo?
Reserva um tempo para descansar e se recuperar?
Como você lida com o estresse?

Com base em suas reflexões, determine em que grau você vivencia o bem-estar físico e, em seguida, atribua uma pontuação de 1 a 10, em que 1 corresponde a muito pouco ou muito raramente e 10 corresponde a bastante ou com muita frequência. Após atribuir uma pontuação, *descreva* por escrito por que você se deu essa pontuação. Depois *prescreva* uma maneira de aumentá-la, a princípio em apenas 1 ponto. Os exemplos podem incluir praticar exercícios três vezes por semana, passar trinta segundos respirando fundo a cada duas horas, fazer apenas uma coisa de cada vez pelo menos uma hora por dia, tirar as pilhas do controle remoto e assim por diante. Faça esse check-in uma vez por semana.

3. Bem-estar intelectual

A maior falha que você pode cometer na vida é ficar o tempo todo com medo de cometer uma.

Elbert Hubbard

Quando Aristóteles, o sábio filósofo grego, descreveu o ser humano como um animal racional, ele sugeriu que nossa habilidade de pensar e de raciocinar — nosso intelecto — nos define. Mas essa qualidade definidora, que Aristóteles afirma que nos distingue como espécie, é boa para nossa felicidade? Existe uma crença comum de que, para sermos felizes, devemos buscar a mentalidade de uma vaca pastando — que, se não pensarmos, nos livraremos de preocupações e poderemos ser simplesmente... felizes. No fim das contas, segundo o argumento, pensar muitas vezes nos faz cair em uma espiral de inquietação e melancolia. Só que para a maioria, senão para todas as pessoas, viver apenas como um animal — satisfazer pouco além das necessidades físicas — levaria a muita infelicidade a longo prazo. Então, como podemos aproveitar melhor nossas capacidades intelectuais de modo que elas contribuam para nossa felicidade em vez de nos desviar dela? O bem-estar intelectual tem várias facetas e, neste capítulo, abordo três delas. Primeiro, o bem-estar intelectual envolve estimular sua curiosidade inata insuperável, seu desejo natural de aprender mais. Segundo, tem a ver com mergulhar fundo nos assuntos, tanto por ser uma fonte de prazer quanto para apurar seu raciocínio. Terceiro, trata-se de estar aberto para cometer mais falhas. Paradoxalmente, é quando aprendemos a abraçar as falhas — reconhecendo-as como uma experiência essencial em vez de algo que devemos temer ou rechaçar — que nos preparamos para chegar a novos patamares.

CULTIVAR A CURIOSIDADE

Nascemos com uma curiosidade inata sobre nossos mundos interno e externo, mas, à medida que vamos envelhecendo, esse instinto às vezes é reprimido — muitas vezes por educadores bem-intencionados, sejam pais ou professores. O psicólogo Mihaly Csikszentmihalyi escreve:

> *Nem os pais nem as escolas são muito eficientes em ensinar os jovens a obter prazer com as coisas certas. Adultos, eles mesmos muitas vezes iludidos pelo fascínio por modelos fátuos, conspiram com a ilusão. Eles fazem as tarefas sérias parecerem chatas e difíceis, e as*

frívolas, empolgantes e fáceis. As escolas costumam falhar em ensinar como a ciência ou a matemática podem ser empolgantes e impressionantes; elas ensinam a rotina da literatura ou da história em vez da aventura.[1]

O foco em medidas extrínsecas de sucesso, como notas e troféus, provas e competições padronizadas, está prejudicando nossa paixão intrínseca e nosso amor pelo aprendizado. O entusiasmo e a animação que as crianças apresentam quando fazem perguntas e aprendem muitas vezes dão lugar à monotonia e ao tédio no que diz respeito às tarefas escolares. Nem é necessário dizer que essa forma de aprender carece de bem-estar intelectual. Nas palavras do educador Neil Postman: "As crianças entram na escola como pontos de interrogação e saem como pontos-finais". Essa abordagem da aprendizagem — e com muita frequência da vida como um todo — continua à medida que as crianças crescem e mostram pouco envolvimento no trabalho ou em casa. Não conseguimos aproveitar tudo o que podemos da vida e, tragicamente, passamos essa abordagem desanimada e pouco inspirada de aprendizado para a geração seguinte.

Felizmente, é muito difícil aniquilar por completo a curiosidade. Ela fica adormecida, latente — aguardando ansiosa pelo momento em que será despertada. O desejo ardente de aprender pode, às vezes, ser reduzido a uma pequena faísca que, em seu estado diminuto, não é forte o suficiente para nos fazer se apaixonar pela vida — e mesmo assim a faísca ainda tem o potencial de dar início a uma fogueira. Albert Einstein, cuja paixão pelo aprendizado foi uma de suas características definidoras, escreveu: "É, de fato, nada menos do que um milagre que os métodos modernos de instrução ainda não tenham reprimido de todo a sagrada curiosidade do questionamento". No entanto, não devemos subestimar esse milagre; não devemos tão somente continuar como se tudo estivesse normal. Em vez disso, devemos fazer nosso melhor para reavivar as fagulhas de curiosidade que ainda restam, para reacender nossa paixão pelo aprendizado.

Então, como voltar a esse estado natural de curiosidade caso o tenhamos perdido? Talvez a maior barreira no caminho para um retorno à curiosidade seja a falsa crença de que alguns de nós simplesmente não são curiosos — de que para algumas pessoas a vontade de fazer perguntas, de aprender e de crescer se extinguiu ou nunca existiu, para começo de conversa. O problema com essa ideia equivocada é que ela se torna uma profecia autorrealizável, acabando com qualquer tentativa de descobrir um interesse ou uma paixão. Sem a busca, não existe a descoberta.

O primeiro passo para reavivar o amor por aprender envolve fé — fé na existência de uma curiosidade inata e insuperável. Afirmar categoricamente "Eu não gosto de aprender" é o mesmo que declarar "Eu não gosto de comer". Podemos não gostar de sardinha ou pepino, mas somos constituídos de modo a obter prazer da comida, pelo menos em alguns tipos. Da mesma forma, podemos não gostar de estudar cálculo ou línguas antigas, mas nossa natureza dita que somos capazes de obter prazer em aprender. Fazer perguntas e descobrir coisas novas satisfaz nossa natureza indagadora, do mesmo modo que comida e água satisfazem nossa natureza física. Assim como o alimento é necessário para sobreviver e prosperar, e por essa razão o desejamos, aprender e crescer também são, e então ansiamos naturalmente por isso. Quando éramos bebês, se fôssemos desprovidos de curiosidade, não nos aventuraríamos para além de nosso berço — não aprenderíamos a engatinhar, a andar, a segurar ou a abraçar.[2]

Se você está determinado a reavivar seu amor por aprender, a pergunta que deveria estar fazendo não é *se* você gosta de aprender, mas *o que e como* você gosta de aprender. Você pode tender a explorar o mundo dos números e dos símbolos, enquanto outra pessoa pode ser atraída para a arte e a música; seu interesse pode ser instigado pelas origens e pela evolução da humanidade, ou você pode ficar acordado à noite absorto em perguntas sobre o significado e o objetivo de tudo; há pessoas que são fascinadas pela psicologia humana; e outras, pela fisiologia animal. Felizmente, nosso mundo é tão rico e multifacetado que não faltam possibilidades para se envolver e estudar.

Além de acabar com a falsa crença de que sua curiosidade pode ter se extinguido por completo, outro passo que pode ajudar a reacender a paixão por aprender é fingir até conseguir. O psicólogo Daryl Bem, da Universidade de Cornell, fez uma pesquisa que mostrou como presumimos atitudes a respeito de nós mesmos da mesma maneira que presumimos atitudes em relação aos outros — por meio da observação.[3] Se vemos um homem ajudando os outros, concluímos que ele é gentil; se vemos uma mulher se impondo a respeito daquilo em que acredita, concluímos que ela tem princípios e é corajosa. Da mesma maneira, tiramos conclusões sobre nós mesmos observando nosso próprio comportamento. Quando agimos com bondade ou coragem, é mais provável que nossas atitudes se alinhem às nossas ações, e tendemos a nos sentir e nos considerar mais bondosos e corajosos. Por meio desse mecanismo, que Bem chama de teoria da autopercepção, os comportamentos podem mudar as atitudes com o passar do tempo. E, já que a curiosidade é uma atitude em relação à vida, podemos mudá-la por meio de nossos comportamentos: observando nossa própria curiosidade, podemos de fato nos tornar ainda mais curiosos.

Então, se você perdeu esse amor por aprender, finja até conseguir. Faça perguntas a amigos ou colegas em suas áreas de especialidade, leia artigos ou assista a palestras sobre um assunto que você conhece pouco e aprofunde-se em um assunto com o qual você já tenha familiaridade. Quando a centelha de curiosidade estiver presente, não vai demorar muito para que a chama da paixão por aprender reacenda.

Somos capazes de desenvolver o gosto pelo conhecimento. Uma analogia: uma grande variedade de pesquisa demonstra como bebês e adultos passam a gostar de determinados alimentos.[4] Por exemplo, uma criança de 2 anos pode inicialmente se negar a comer pepinos e não gostar, mas depois de experimentá-los mais ou menos algumas vezes pode começar a tomar gosto por eles. Um homem de meia-idade que nunca provou um pepino pode inicialmente não gostar do sabor, mas depois de experimentar o legume muito mais vezes — o cérebro dele é menos flexível do que o de uma criança pequena —, é muito provável que ele comece a gostar de pepinos. É experimentando que ampliamos nosso paladar, diversificando a gama de sabores e texturas de que gostamos. Do mesmo modo, somos capazes de aprender a ser mais curiosos e abertos a experiências — para expandir e diversificar o alcance de nossa exploração — ao nos expor a novas ideias e novas experiências. Assim como nossas papilas gustativas metaforicamente se expandem, a mesma coisa acontece com nossas mentes. Ralph Waldo Emerson escreveu: "A mente, uma vez expandida por uma nova ideia, nunca mais retorna às suas dimensões originais". Comece a expandi-la. São muitos os benefícios. Ao expandir sua mente de forma consistente, você está essencialmente se tornando mais antifrágil, mais capaz de aprender e de superar dificuldades. E, dada a conexão entre a mente e o corpo abordada no capítulo anterior, não é só sua mente que se beneficiará por ser mais curiosa: seu corpo também. Lillian Smith, autora norte-americana do século xx que lutou corajosamente contra a segregação e em prol da igualdade racial e de gênero, escreveu: "Quando você para de aprender, para de ouvir, para de olhar e para de fazer perguntas, sempre novas perguntas, então é hora de morrer". Smith era uma defensora da curiosidade contínua e da aprendizagem ao longo da vida. Mas será que o veredicto dela de uma pena de morte para o fim da curiosidade não é um pouco rigoroso? Sim, provavelmente é. E, por ser uma escritora de ficção, ela buscou e encontrou uma expressão dramática. No entanto, existe uma porção de verdade nesse drama. Os pesquisadores da área de saúde Gary Swan e Dorit Carmelli, por exemplo, demonstraram a relação entre curiosidade e longevidade.[5] Segundo o estudo deles, controlados os demais fatores, adultos rumo à terceira idade que eram curiosos tinham mais propensão a viver mais do que aqueles que não eram. A curiosidade pode até matar o gato, mas parece prolongar a vida dos humanos.

Faça perguntas a si mesmo

Também podemos voltar as lentes da curiosidade para nós mesmos. O antigo filósofo grego Sócrates, considerado o pai da tradição intelectual ocidental, guiava seus alunos em direção à percepção e à compreensão não por meio de palestras e oferecendo-lhes as respostas, mas por meio da exploração e do questionamento. Essa abordagem pedagógica é aquilo que passamos a chamar de método socrático. A milhões de quilômetros de onde Sócrates vivia e mais de cem anos antes, Confúcio, que é considerado o pai da tradição intelectual oriental, também colocava o questionamento no centro de sua filosofia. Um provérbio chinês famoso atribuído a Confúcio, ou pelo menos inspirado nele, diz o seguinte: "Aquele que faz uma pergunta é um tolo por cinco minutos; aquele que não a faz permanece um tolo para sempre".

O questionamento é algo que fazemos naturalmente e é bom, pois nos ajuda a aprender e a crescer. Menos útil, sobretudo quando enfrentamos dificuldades e adversidades, é nossa tendência de concentrar nossas perguntas naquilo que não está dando certo — questionar a metade vazia em vez da metade cheia do copo. Por exemplo, se estou passando por um momento difícil, as perguntas que provavelmente vou fazer — ou que vão me fazer — são "O que não está dando certo na sua vida?" ou "Por que você está ansioso?". Se minha companheira e eu estamos com dificuldades em nosso relacionamento, nós (e aqueles que tentam nos ajudar) podemos perguntar: "O que não está funcionando no relacionamento?" ou "O que está por trás de todas as discussões?". Se uma empresa não está alcançando seus objetivos, as perguntas que a gerência ou os consultores externos costumam fazer são "Quais são os pontos fracos da organização?" ou "Quais são os obstáculos no caminho da empresa?".

Essas são perguntas válidas e importantes, mas evidências crescentes sugerem que se concentrar nos problemas não é o bastante e que, se quisermos realizar nosso potencial, seja pessoal, interpessoal ou organizacionalmente, precisamos ir além daquilo que está faltando e examinar também a metade cheia do copo. David Cooperrider, cofundador do campo de investigação apreciativa, observa: "Vivemos em um mundo que nossas perguntas criam". Se quisermos criar o melhor mundo possível para nós mesmos e para os outros, devemos fazer perguntas positivas: "Acreditamos que, quanto mais positiva é a pergunta que fazemos, mais duradouro e eficaz é o esforço para a mudança".[6]

Para aumentar a probabilidade de mudanças positivas, em vez de se concentrar nas coisas que não estão funcionando, você pode mudar o foco de suas perguntas. Mesmo enquanto estiver passando por momentos difíceis, você pode se perguntar: "O que *está* dando certo em minha vida? Quais são algumas fontes de calma em potencial? O que *está* funcionando em meu relacionamento e em que área nos desenvolvemos juntos? Quais são os pontos fortes da organização e qual é a vantagem competitiva dela?".

Depois de enfatizar as coisas que estão funcionando — seja em sua vida, em seu relacionamento ou em sua organização —, você pode perguntar: o que posso aprender e aplicar a partir das coisas que estão dando certo e funcionando?

Uma pergunta é como uma lanterna que ilumina e chama a atenção para uma área definida. Além daquele círculo de luz, todo o resto está na escuridão. Se você fizer uma pergunta muito limitada, mesmo que leve muito tempo e faça muito esforço para respondê-la, pode não encontrar o que está procurando. Tomar decisões requer refletir a respeito das possibilidades que estão à sua frente, mas você não pode refletir a respeito do que ainda não consegue enxergar. A maneira fundamental de expandir suas opções está em como você escolhe suas perguntas.

12 NOVAS PERGUNTAS

Aqui está uma lista de perguntas que têm sido úteis para mim e para outras pessoas. Você pode lançar mão delas para ajudá-lo a superar uma situação difícil ou para guiá-lo em direção a um objetivo. Lembre-se de que a lista não está nem perto de ser exaustiva e que há muitas outras que podem ser mais adequadas para diferentes pessoas e situações. Do mesmo modo que você dispensa muito tempo e esforço aperfeiçoando suas habilidades de resposta, procure fazer o mesmo com as de questionamento. À medida que experimenta e se torna melhor em fazer perguntas — ao testar questionamentos diferentes e tentar sempre fazer isso — novos caminhos se abrirão para você. Essas são apenas algumas perguntas que podem fomentar sua curiosidade, expandir sua visão e, assim, contribuir para o bem-estar do seu ser integral.

1. Em que situação eu me sinto no auge de minha felicidade?
2. Como posso ficar mais feliz?
3. Em que situação experimento sentido em minha vida?
4. Como posso conseguir mais significado?
5. Quais são meus hábitos positivos?
6. Como posso introduzir hábitos mais positivos em minha vida?
7. O que amo aprender?
8. Como posso satisfazer ainda mais minha curiosidade?
9. O que está funcionando em meus relacionamentos?
10. O que posso fazer para melhorar meus relacionamentos?
11. Em que situação me sinto no auge de minha alegria?
12. Como posso trazer mais alegria para minha vida?

Aprendizado aprofundado

Quando comecei a faculdade, a primeira matéria que cursei naquele ano foi a de leitura dinâmica. Ela foi oferecida aos novos alunos uma semana antes de o ano letivo começar de fato, na expectativa de que enfrentariam uma grande carga de trabalho. Foi uma matéria excelente e, graças a ela, fui capaz de ler centenas de páginas por semana, o que não conseguiria fazer de outra forma. Essa matéria me foi útil ao longo de meu período na universidade e na pós-graduação e até hoje ela me ajuda a acompanhar as notícias da NBA todos os dias e o cenário político, em constante mudança. Mas existe um curso ainda mais importante que Harvard deveria ter oferecido e que acho que todas as universidades e empresas deveriam oferecer: o de leitura lenta. Em outras palavras, não uma aula de aprendizado superficial, mas de aprendizado aprofundado.

Acabei aprendendo a ler lentamente com meu orientador, o filósofo Robert Nozick. Toda semana, ele passava um pequeno trecho para eu ler e me pedia para escrever a respeito dele. Então, durante uma hora, ele escolhia um parágrafo de minha resposta e, com o trecho que me passara para ler, o esmiuçava detalhadamente. Eu conseguia ver com quantas camadas de significado cada frase estava revestida. O impacto desse exercício foi extraordinário. Aprendi a ler devagar e a pensar com mais profundidade.

No entanto, quais são os benefícios de se envolver profundamente com um texto, uma obra de arte ou a natureza? Por que você deveria gastar seu tempo lendo e relendo um parágrafo, contemplando uma linda pintura ou pensando debaixo da árvore do lado de fora de sua janela? Você não está perdendo tempo? Já que existe tanto material excelente por aí, você não deveria conhecer o máximo possível no curto tempo que você tem? Bem, se sua preocupação principal é consultar o máximo de material possível e ticar todas as caixinhas do checklist, então trocar a profundidade em benefício da abrangência é o caminho a seguir. Mas, se sua preocupação principal é cultivar a felicidade, ser integral, então você deve empregar pelo menos parte de seu tempo disponível examinando as coisas mais a fundo.

Em primeiro lugar, o aprendizado aprofundado pode lhe proporcionar muita alegria e muito prazer. Quando eu estava no ensino médio, tivemos que ler *Crime e castigo*. Eu li, mas não gostei. Além do mais, li as *Cliff's Notes* (não conte para meu professor de inglês), o resumo que explica o que você mais precisa saber para ir bem em uma prova. Mas hoje, ao reler Dostoiévski sem prazos, gostei muito mais da obra. Quando leio, delicio-me com o prazer de me envolver com a mente brilhante de Dostoiévski ao visitar a São Petersburgo do século XIX enquanto contemplo a natureza de nosso senso moral. Não há necessidade de pressa — e há muito tempo para aprender, crescer, saborear e apreciar. Lembro-me das palavras de Henry David Thoreau, escritas na mesma época que as de *Crime e castigo*: "A vida é curta demais para ter pressa".

Um segundo benefício do aprendizado aprofundado é que ele pode ajudá-lo a ter mais êxito em outras áreas de sua vida. Meus ancestrais europeus foram empresários de sucesso. Eles não fizeram o curso de administração de empresas; na verdade, nem foram para a faculdade, e a maioria deles nem cursou o ensino médio. Quando eu estava crescendo, perguntei a meu avô o segredo deles. Ele me disse que, mesmo que não tenham recebido muita educação formal, ainda assim eram estudiosos. Meus ancestrais estudaram exaustivamente a Bíblia Hebraica e o Talmude todos os dias, por conta própria, com um rabino, um parente ou um amigo. Analisavam uma única passagem por horas a fio e envolviam-se em discussões acaloradas sobre a tradução do texto original a partir do hebraico ou do aramaico. Às vezes, passavam dias falando a respeito da intenção de uma frase ou sobre o verdadeiro significado de uma única palavra.

O aprendizado aprofundado deixou esses estudiosos não apenas sagazes teologicamente, mas também para a vida. Os dois mundos — o material e o espiritual — parecem muito distantes, mas não são. A capacidade de estudar e conhecer um texto bíblico traduz-se muito prontamente na capacidade de entender um modelo de negócios, de revisar um contrato ou de avaliar um potencial cliente. Além do mais, a energia — positiva e alegre — fica quase sempre clara em uma situação de aprendizado aprofundado. Quando exercemos plenamente nossas capacidades intelectuais, ficamos mais inteligentes e mais felizes.

Assim como o aprendizado aprofundado pode nos ajudar no campo profissional, ele também pode ter um efeito positivo em nossos relacionamentos. Acredite ou não, nossa habilidade de conhecer um texto e valorizar suas complexidades pode deixar nosso relacionamento com um parceiro romântico, um amigo, um colega ou um filho mais profundo. Mas de que forma a maneira como lemos impacta o modo como interagimos com as outras pessoas? Temos um cérebro, um sistema neural, que funciona nesses domínios múltiplos. Quanto mais reforçamos as conexões neurais para o aprendizado superficial em uma área, mais passamos a nos fiar nelas em outras áreas de nossa vida. A média de tempo que as pessoas gastam em uma página da internet hoje é de sete segundos. Temos um vislumbre dela, fisgamos o que podemos e então clicamos para passar para a próxima. Esse hábito leva-nos a uma necessidade contínua de novos estímulos e de novidades. Ele se traduz em falta de atenção ampla, em tédio e em uma necessidade constante por novidades em outras áreas da nossa vida, como na dos relacionamentos. Em outras palavras, a incapacidade de se envolver de forma aprofundada com um texto para além do superficial traduz-se em uma incapacidade de conhecer, de fato, uma pessoa — o que leva a relacionamentos superficiais e a um tédio inevitável. Por outro lado, quando lemos por muito tempo e sem pressa e voltamos a nos envolver com materiais enriquecedores, encontramos constantemente mais nuances e distinções e entendemos as coisas em um nível cada vez mais aprofundado. Uma vez que treinamos esses "músculos", também podemos aplicá-los a relacionamentos interpessoais e nos tornar muito mais exímios em nos envolver a fundo com as pessoas.

Não existe texto que seja tão multifacetado, rico e interessante em potencial quanto outra pessoa. Uma pessoa é quase um mundo inteiro em si. Você descobrirá que sempre existe alguma coisa nova para aprender sobre alguém. No entanto, precisamos praticar. Conhecendo o que fazemos em relação à forma como nosso cérebro funciona, acho que é justo dizer que os altos níveis de término de relacionamentos que vemos hoje na sociedade são pelo menos parcialmente resultado de nossa relutância em exercitar esses músculos do aprendizado aprofundado.

O fato de hoje termos acesso rápido a tanto conteúdo — em nossos pequenos smartphones, há uma profusão de artigos, posts, podcasts, webinars, cursos, músicas, filmes e livros sempre a nosso alcance — não ajuda o aprendizado aprofundado. O filósofo francês Voltaire escreveu: "A abundância de livros está nos tornando ignorantes". Note que se tratava do século

XVIII. As informações hoje são geradas e disseminadas em um ritmo vertiginoso. Em 2010, Eric Schmidt, então CEO do Google, disse que, *a cada dois dias*, os humanos criam mais informação do que foi criado desde a aurora da civilização até 2003. As pessoas recebem mais informações diariamente do que a quantidade a que foram expostas em uma vida inteira na época em que Voltaire estava escrevendo. No entanto, as palavras de Voltaire foram prescientes. Ele estava falando a respeito do fenômeno de que, quando há tantas escolhas, tantas distrações, não focamos, não nos concentramos, não nos aprofundamos e não aprendemos de fato.

Quando há tantas opções, pode ser difícil decidir em que se concentrar. O velho ditado é verdadeiro nesse caso: qualidade é mais importante do que quantidade. Se você acha que foi abduzido pela internet, estabeleça limites: restrinja-se a determinado período ou a certo número de artigos e chega. Se não consegue ouvir todos os podcasts que estão em sua lista, tudo bem ouvir apenas um. O segredo é ser seletivo e não ser tomado pelo FOMO, o medo de perder. Menos é mais quando se trata de aprender.

A mente do iniciante

Para desenvolver o bem-estar intelectual, recomendo que você ponha seu celular de lado (pare de ficar vendo besteiras!) e pegue um livro. Na verdade, eu o encorajo a se comprometer a longo prazo com um livro substancial. A professora de inglês Marjorie Garber é especialista em Shakespeare e lê e leciona Shakespeare há décadas. E mesmo assim ela diz que, sempre que lê Shakespeare, descobre alguma coisa que não tinha entendido totalmente ou internalizado antes. Isso é o que a grande literatura tem a nos oferecer. Eis o projeto que proponho: pegue aquele grande livro em que você sempre quis mergulhar — ele pode já estar em sua estante — e leia. Em seguida, volte a lê-lo. Estude-o mais uma vez em um nível ainda mais profundo. Pessoalmente, não sei dizer quantas vezes li *Tao te ching: o livro do caminho e da virtude*, de Lao Tzu, *Middlemarch: um estudo da vida provinciana*, de Mary Ann Evans, e *Ética a Nicômaco*, de Aristóteles. Sempre que leio um desses livros, o efeito em minha vida é profundo; entendo melhor — e valorizo ainda mais — o livro, o mundo e a mim mesmo. Sobretudo quando estou passando por épocas difíceis, esses livros atemporais funcionam para mim como uma âncora estabilizadora.

A curiosidade e o aprendizado aprofundado andam de mãos dadas, pois estimulam nosso bem-estar intelectual e, consequentemente, nosso ser integral. Conforme você se envolve e volta a se envolver com seu livro, procure abordá-lo como se fosse a primeira vez — essa mentalidade é conhecida como "a mente do iniciante". É uma forma de atenção plena ativa que costuma ser associada à meditação. A característica fundamental da mente do iniciante é a curiosidade. O mestre zen Shunryu Suzuki escreve: "Na mente do iniciante existem muitas possibilidades, mas na do especialista existem poucas".[7]

A psicóloga Ellen Langer, uma de minhas mentoras, estuda há anos maneiras de entrar nesse estado de curiosidade. Ela nos exorta a "traçar distinções novas" — notar coisas novas de que não tínhamos nos dado conta e observar detalhes aos quais poderíamos não ter prestado atenção antes ao considerar um objeto aparentemente familiar.[8] A pesquisa de Langer mostra que cultivar esse estado alavanca a felicidade e a saúde, promove a autoestima e a motivação e melhora a memória, a aprendizagem e a criatividade. É esse estado de abertura intelectual e de flexibilidade que melhor nos prepara para superar as dificuldades e crescer a partir das adversidades.

Sem dúvida, o aprendizado pode ir além da leitura. Ele pode incluir se envolver com a beleza da natureza: sair para dar uma volta e realmente observar o que existe do lado de fora. Ele pode incluir aprender a mexer seu corpo de maneiras que são desafiadoras para você. Durante o lockdown em decorrência da pandemia de covid, passei mais tempo ensaiando passos de dança. Acredite, não é nada que alguém fosse querer presenciar, mas o fato de eu ter de aprender, de meus músculos cognitivos serem ativados (além dos músculos físicos), me rendeu muitos benefícios, o que contribuiu para meu bem-estar intelectual (e para o ser integral de meus filhos, enquanto eles riam ao me ver dançar — riram de mim e não comigo, suspeito). Seja qual for o suporte que você escolher estudar — um livro, uma obra de arte, uma dança, o mundo natural ou qualquer outra coisa —, o elemento mais importante do bem-estar intelectual é fomentar sua capacidade de se envolver de modo aprofundado.

APRENDA A FALHAR OU FALHE EM APRENDER

À medida que você cultiva seu bem-estar intelectual — enquanto você se envolve com curiosidade com os tesouros da vida —, há duas outras coisas que espero que aconteçam com você. Primeiro, que você erre mais. Acho sinceramente que você não erra o bastante. Segundo, que você abrace as falhas. Bem poucos de nós valorizam a importância do fracasso para o sucesso e a felicidade.

Imagine pais que amam tão intensamente seu bebê que querem que ele nunca se machuque, então decidem que jamais vão deixá-lo cair. Sempre que o bebê está prestes a se levantar e dar um passo, eles o pegam no colo na hora. Afinal, sabem que ele vai cair, possivelmente se machucar e provavelmente chorar. O custo de blindar a criança contra quedas? Ela nunca aprenderia a andar.

Crianças pequenas não têm medo de errar; para elas, é uma parte natural de viver — é por isso que se levantam na hora depois de uma queda, rabiscam alegremente até aprenderem a escrever o nome e fazem uma bagunça enorme no chão (e no próprio rosto) antes de aprenderem a comer com talheres. Só que, mesmo assim, à medida que envelhecemos e ficamos mais inibidos, em vez de concentrar nossa energia em continuar sempre tentando, concentramo-nos em evitar a falha e em preservar uma imagem de perfeição.

Errar é essencial para aprender e crescer. O psicólogo Dean Simonton, da uc Davis, fez uma pesquisa envolvendo vários artistas e cientistas de renome da história, como Mozart, Shakespeare, Albert Einstein e Marie Curie. Simonton descobriu que o elemento comum a todos esses visionários é que eles erraram mais vezes do que a maioria das pessoas.[9]

Thomas Edison, um dos inventores mais criativos e profícuos de todos os tempos, patenteou colossais 1.093 invenções, como a lâmpada, um sistema de gravação de som e a bateria. Quando Edison estava trabalhando em suas baterias, gerando energia a partir de uma célula, um jornalista foi entrevistá-lo e perguntou sobre seu progresso. O jornalista observou que Edison estava trabalhando naquele projeto havia muito tempo e sugeriu que voltasse sua atenção para outras invenções, pois já tinha errado 10 mil vezes. Edison respondeu: "Eu não errei. Simplesmente descobri 10 mil maneiras que não funcionam".

Um de seus ditados mais famosos é: "Eu errei no meu caminho para o sucesso". Então, sim, Thomas Edison sem dúvida merece um lugar no Hall da Fama dos luminares. Ele merece também um lugar honorário no Hall da Fama das falhas. Não é por acaso que as pessoas que conquistam mais também erram mais.

A maioria dos norte-americanos conhece Babe Ruth como um dos maiores jogadores de beisebol de todos os tempos. Durante décadas ele deteve o recorde de mais *home runs*: 714 em toda a sua carreira. Era um rebatedor incrível, mas um fato menos conhecido é que, durante cinco anos, Ruth esteve no topo da liga em *strikeouts*. Em outras palavras, exatamente como Edison, ele foi excepcional tanto por seus acertos quanto por suas falhas.

O que isso significa para nós? Há muitas pesquisas a respeito da importância do otimismo, de dizer sim para alcançar o sucesso. Dizer sim para novas ideias, sim para possibilidades e sim para oportunidades é o alicerce da prosperidade. Mas, para construir algo em cima desse alicerce, outra palavra parecida com *sim* é essencial — e trata-se de *ainda*.[10] Sim, acredito que posso inventar uma nova bateria. Fiz milhares de experimentos e não encontrei uma solução... ainda. Sim, posso abrir um negócio bem-sucedido. Ele não está rendendo dinheiro... ainda. Sim, quero fazer a diferença por meio da política. Não fui eleito para um cargo... ainda. *Sim* é a palavra que nos lança; *ainda* é a palavra que nos faz continuar... e continuar, e continuar. E, mesmo que o sucesso nunca seja garantido, *ainda* é a palavra que nos leva da queda à construção, da fragilidade à antifragilidade.

Nas palavras de Theodore Roosevelt:

Não é o crítico que conta: não é o homem que aponta como o forte tropeça ou em que ponto aquele que executou as ações poderia ter feito melhor. O crédito cabe ao homem que está, de fato, na arena... que erra, que desaponta de novo e de novo, porque não há esforço sem erro e defeito... que, na melhor das hipóteses, chega, ao final, ao triunfo das grandes realizações, e que, na pior, se falhar, pelo menos falha enquanto deveras ousa.[11] ˙

DAVID, DE MICHELANGELO

Há alguns anos, fui a uma exposição de obras de Michelangelo, em Londres. Antes, eu tinha visto sua famosa estátua de mármore, *David*, quando passei um tempo em Florença, na Itália. De pé, diante da figura de mármore, achei sua beleza arrebatadora e a genialidade de Michelangelo palpável. A exposição em Londres era bem diferente da de Florença e, em vez de apresentar as obras mais conhecidas do artista, traziam os rascunhos que o *levaram* à sua obra mais conhecida: os esboços de *David*.

A lembrança de determinada série de desenhos do braço de *David* permaneceu comigo. Havia algumas dezenas de esboços do braço, um depois do outro. O primeiro parecia perfeito para mim. Eu gostaria de poder desenhar daquele jeito. Mas claramente Michelangelo não estava satisfeito com a primeira versão nem com a décima. Ele sentia que não estava pronto, ainda.

E, como não havia o benefício da tecnologia e de computadores para acelerar as coisas, ele teve que esboçar o braço repetidamente até ficar satisfeito. Michelangelo fez dezenas de tentativas para produzir o esboço que se tornou a base do braço de *David*.

O medo de cometer um erro

Quantos de nós nos consideramos perfeccionistas? Os perfeccionistas são hipercríticos consigo, depreciam os erros e morrem de medo do fracasso. Ninguém gosta de errar ou levar um tombo, mas existe uma diferença entre não gostar de falhar e ter um medo intenso de isso acontecer. Quando não gostamos de falhar, somos obrigados a tomar precauções e a trabalhar com mais afinco. O medo intenso, por outro lado, é paralisante e impede-nos de tentar. O preço que pagamos por essa paralisia é extremamente alto. Quando nos arriscamos e tentamos, corremos o risco de falhar; quando nos abstemos de tentar, garantimos nosso fracasso. Além do mais, o fracasso derivado da tentativa é potencialmente um ponto de partida, uma oportunidade de aprendizado e crescimento. Por outro lado, o fracasso derivado da falta de tentativa é um empecilho, que estreita nossas oportunidades de progresso futuro.

Em entrevistas de emprego, as pessoas costumam perguntar: "Então, me fale sobre seu maior ponto fraco". E os candidatos respondem: "Ah, meu maior ponto fraco é que sou perfeccionista". Fomos treinados para dar essa resposta para passar a seguinte mensagem: "Sou muito responsável e confiável. Você pode ter certeza de que vou fazer bem o trabalho". Encaramos essas qualidades como forças ocultas. Mas o perfeccionismo possui um lado ruim — o medo intenso do fracasso que permeia todas as partes de nossa vida. É isso que temos de superar.

O perfeccionismo prejudica-nos em muitas áreas de nossa vivência. Em meu caso, o maior preço que paguei foi no que diz respeito a meus relacionamentos. Como um perfeccionista não gosta de estar errado, muitas vezes eu ficava na defensiva sempre que minha parceira ou um amigo apontava algo que eu percebia como uma falha pessoal. Em discussões, eu automaticamente pensava (e às vezes dizia): *Não estou errado! Você é que está!* Ao longo dos anos, à medida que aprendi a ser mais compassivo e a aceitar mais minhas falhas e meus fracassos — a me ver como um ser humano —, tornei-me mais aberto aos outros.

O caminho é perdoar mais suas imperfeições. A autocompaixão é tão importante quanto a compaixão em relação aos outros.[12] Quando você perdoa mais, fica mais aberto a aprender com seus erros e pode tomar melhores decisões mais a frente. Ainda que o fracasso machuque, e mesmo que desviar do bom caminho possa ser desafiador, é uma parte essencial do processo. Você vai encontrar mais sucesso e felicidade abraçando o fracasso em vez de julgar as imperfeições. Perdoe os erros em vez de repreender as falhas.

A *mentalidade de crescimento*

Outra forma de acabar com o medo de cometer erros é desenvolver uma mentalidade de crescimento.[13] Trata-se da ideia de que somos capazes de promover mudanças. Seja no que diz respeito à nossa habilidade mental, nossa habilidade de desenhar, de acertar um lance livre em uma cesta, de gerenciar um negócio ou estar em um relacionamento, essa é a ideia de que nossas habilidades são maleáveis e que *podemos* melhorar. O contrário, a mentalidade fixa, é a ideia de que nascemos ou não com uma habilidade. De que somos inteligentes ou não. De que somos talentosos ou não. De que nosso relacionamento está absolutamente ótimo ou irremediavelmente arruinado. Uma mentalidade fixa não deixa espaço para evolução.

Como você pode se voltar mais para o crescimento? Uma maneira é valorizar o processo em detrimento do desfecho, o esforço em detrimento do resultado. Se você se concentrar no esforço e festejar o processo — inclusive as falhas ao longo do caminho —, a probabilidade de criar uma mentalidade de construção é muito maior do que no caso de seu foco principal ser algum resultado específico. Podemos ver esse crescimento como uma alternativa à mentalidade fixa emergir desde uma idade muito tenra. Para incentivar uma mentalidade de crescimento nas crianças, mude o foco de seus elogios. Não enfatize o brilho do resultado ou a conquista do desfecho. Em vez disso, concentre-se no esforço. Tenho três filhos e, com os três, eu minimizo os resultados. Quando eles chegam em casa com uma boa nota, em vez de dizer "Estou tão feliz por você ter tirado um dez!" ou "Como você é inteligente!", eu digo "Estou muito feliz por você ter entendido a matéria. Você dedicou seu tempo e aprendeu". Quando chegam em casa com uma nota baixa, em vez de focar no resultado, concentro-me no que aprenderam e em como podem aprender ainda mais. Enfatizo o trabalho duro e o processo.

O mais importante como pai ou mãe é guiar por meio do exemplo. Compartilhe suas falhas com seus filhos e conte a eles como você aprendeu com elas. Existe um vídeo maravilhoso do maestro Benjamin Zander, da Orquestra Filarmônica Juvenil de Boston, no qual ele ensina um adolescente a tocar violoncelo. Zander tem uma regra: sempre que seus alunos cometem um erro, ele diz "Mas que fascinante", festejando o erro, porque cada erro é uma oportunidade de aprender.

Segurança psicológica

Como podemos ajudar aqueles que amamos, nossos colegas ou outras pessoas a aprender, crescer e se tornar antifrágil? Uma pesquisa de Amy Edmondson, da Harvard Business School, apresentou a ideia de segurança psicológica.[14] Ou seja, ter a sensação de segurança de que não há problema em falhar dentro de uma organização ou de um grupo. Se faço parte de uma equipe, por exemplo, e sinto que é aceitável cometer erros, admitir que não sei algo e ter licença para errar sem a ameaça de ser excluído, então há segurança psicológica. A maioria das organizações não oferece isso ou oportunidade o bastante para errar. No entanto, aquelas que o fazem contam com funcionários mais felizes — e mais eficientes.

O Google é um dos locais de trabalho mais procurados do mundo hoje em dia; por isso, as pessoas que trabalham na empresa costumam ser as melhores de seus ramos. E mesmo assim, dentro do Google, há equipes altamente produtivas e inovadoras, e outras nem tanto. O Google recentemente fez uma pesquisa — e o Google sabe como coletar dados — para identificar o que distingue os melhores do restante.[15] Descobriu-se que as melhores equipes desfrutavam de altos níveis de segurança psicológica. Elas sentiram que tinham licença para errar e, assim, liberdade para experimentar e inovar.

E isso significa que errar é sempre uma opção? Que você, como gerente ou pai, deve dar carta branca para os erros? Não. Primeiro, limites são decisivos quando o fracasso pode ser perigoso. É por isso que instruímos crianças a não tocar em uma tomada, por exemplo, em vez de incentivá-las a experimentar e aprender por tentativa e erro. E, em segundo, o fracasso só é útil quando estamos abertos a aprender com a experiência.

Quero dividir com você uma breve história sobre James Burke, o lendário ex-CEO da Johnson & Johnson.[16] No início de sua carreira, na década de 1950, Burke era um jovem gerente promissor. Ele tinha acabado de lançar uma nova linha de produtos infantis, que acabou sendo um "retumbante fracasso". A companhia perdeu muito dinheiro. Depois desse desastre, ele foi chamado para ficar cara a cara com o próprio CEO, o "general" Robert Wood Johnson II. Quando entrou no escritório do chefe, Burke tinha certeza de que estava prestes a ser demitido. Em vez disso, Johnson levantou-se, estendeu a mão e parabenizou-o. Burke ficou pasmo; ele não sabia o que estava acontecendo. O "general" Johnson então explicou a Burke que é apenas tentando e cometendo erros que se aprende a fazer negócios. É perfeitamente aceitável cometer erros, desde que você reflita sobre eles e aplique o que aprendeu.

James Burke não apenas não foi demitido: ele virou um CEO incrivelmente bem-sucedido na Johnson & Johnson, reverenciado por conduzir a empresa em seus momentos mais difíceis e levá-la a um crescimento incrível durante sua administração. A jornada de Burke mostra a importância da segurança psicológica — como o espaço para errar pode se tornar o espaço para desenvolver a antifragilidade e desencadear nosso potencial para crescer.

Assim como estudar a felicidade não diz respeito a alcançar um destino final, mas a passar por um processo de ficar mais feliz, o bem-estar intelectual não diz respeito a determinar as respostas definitivas — seu valor verdadeiro está no processo de explorar, descobrir e aprender. E com frequência é uma pergunta que nos lança em uma busca.

Rainer Maria Rilke, o brilhante poeta tcheco, aconselhou a si mesmo e a seus leitores a se concentrarem na pergunta em vez da resposta, no processo em vez de no resultado. Em seu livro *Cartas a um jovem poeta*, Rilke escreveu: "Tenha paciência com tudo o que não está resolvido em seu coração e tente amar as questões em si... Viva as perguntas agora. Quem sabe, então, gradualmente, sem perceber, você chegue ao dia em que terá a resposta".[17]

Então, é isso que eu exorto você a fazer: seja paciente com a incerteza. Faça suas perguntas e acesse sua curiosidade inata. Envolva-se de modo aprofundado com textos ricos; escolha um ou dois grandes livros e mergulhe neles. Leia e releia, satisfazendo seu potencial de aprendizado aprofundado e, por meio dele, de sucesso e de felicidade em outros campos. Deixe a perfeição de lado e permita-se cair e se levantar.

Aprenda a falhar ou falhe em aprender. Não há outro caminho.

Check-in do EFIRE
Bem-estar intelectual

Siga os três passos do Check-in do EFIRE — atribuir, descrever e prescrever — concentrando-se no bem-estar intelectual. Comece refletindo sobre as seguintes questões:

Você está aprendendo coisas novas?
Faz perguntas o suficiente?
Você se envolve em aprendizado aprofundado?
Está errando o bastante?

Com base em suas reflexões, determine em que grau você vivencia o bem-estar intelectual e em seguida *atribua* uma pontuação de 1 a 10, em que 1 corresponde a muito pouco ou muito raramente e 10 corresponde a bastante ou com muita frequência. Após atribuir uma pontuação, *descreva* por escrito por que você se deu essa pontuação. Depois, *prescreva* uma maneira de aumentá-la, a princípio em apenas 1 ponto. Por exemplo, esforce-se para fazer mais perguntas a si mesmo e aos outros, escolha um livro que você aprecie e leia sem pressa, procure errar um pouco mais (e quando você o fizer, festeje o erro e você mesmo). Faça esse check-in uma vez por semana.

4. Bem-estar relacional

A amizade duplica a alegria e divide a tristeza pela metade.

Francis Bacon

Qual é o melhor indicador de felicidade? Esta simples pergunta paira sobre dados coletados durante quase um século. A partir do fim da década de 1930, pesquisadores de Harvard embarcaram em um grande estudo de longo prazo, que continua até os dias de hoje.[1] Por gerações, eles acompanharam dois grupos: uma grande coorte de estudantes e moradores da cidade vizinha. Os pesquisadores estudaram os participantes ao longo da vida, por meio de questionários, entrevistas, avaliações fisiológicas e padrões do ambiente. Depois de todas essas décadas, após coletar literalmente milhões de dados, os pesquisadores examinaram os fatos em busca do componente mais importante de uma vida feliz.

E o que eles descobriram? Isso mesmo. Não é o dinheiro nem são as glórias; não se trata de sucesso material nem de prestígio. Segundo a pesquisa, o maior indicador da felicidade são os relacionamentos — para ser mais específico, ter relacionamentos íntimos e que oferecem apoio social. É isso que amplifica os momentos agradáveis e nos salva nos momentos difíceis. O mais interessante nessa descoberta é que não importava, de fato, com quem eram os relacionamentos; para algumas pessoas, era com seu parceiro romântico ou com um melhor amigo; para outras, era com a família ou com colegas próximos no trabalho. Os relacionamentos saudáveis não eram o único fator importante para a felicidade, mas era o mais significativo.

Os pesquisadores fizeram outra pergunta para esse estudo: qual é o melhor indicador de saúde? Evidentemente, nossa saúde física depende de diversos fatores, mas qual desses fatores é o mais importante? Você adivinhou de novo: os relacionamentos. Os relacionamentos próximos são o principal indicador de saúde e de felicidade. O fato de que eles são muito importantes pode parecer óbvio, mas é muito fácil subestimar nossos relacionamentos, não se dedicar muito a eles ou deixá-los perder a prioridade ao longo do tempo. Embora a maioria das pessoas tenha o costume de afirmar que os relacionamentos familiares ou as amizades são a coisa mais importante da vida, com frequência isso não condiz com o quanto nos dedicamos para cultivá-los.

Também vemos evidências do impacto das relações sociais quando olhamos para o panorama geral dos níveis de felicidade pelo mundo.[2] Cada vez mais países estão começando a considerar a felicidade interna bruta (FIB, ou GNH na sigla em inglês) como um parâmetro de saúde nacional, assim como o produto interno bruto (PIB) é um parâmetro tradicional para a saúde econômica. As pessoas mais felizes do mundo não estão nos Estados Unidos, apesar de ser o país mais rico do mundo. Nem na China, no Japão, em Singapura, na Coreia do Sul, na Alemanha ou no Reino Unido, embora seus cidadãos estejam entre os mais prósperos quando se trata de bens materiais. Em que lugares estão as populações mais felizes do mundo? Países como a Colômbia, a Dinamarca, a Noruega, a Costa Rica, Israel e a Austrália quase sempre ficam entre os principais. Então por que esses lugares — Israel ou Colômbia, por exemplo —, com seu quinhão de desafios? Uma razão: relacionamentos. Em todos esses países, existe uma grande tônica nas conexões sociais e no apoio social, como laços familiares sólidos ou um sentimento de solidariedade para com a comunidade. Na Dinamarca, por exemplo, 93% dos dinamarqueses são membros ativos de clubes sociais. Eles têm um lugar onde interagem regularmente com os amigos, onde apoiam os outros e são apoiados. Em Israel e na Colômbia, passar tempo com a família é considerado importante e até mesmo sagrado.

"Nenhum homem é uma ilha", escreveu o poeta John Donne. Nossa necessidade de companhia é tão real quanto nossa necessidade por água e comida. Não estou dizendo que os relacionamentos íntimos levam à utopia ou que os melhores deles são perfeitos. Eles também podem trazer desafios, sobretudo quando mais pessoas estão passando mais tempo em casa durante a pandemia. Quando estamos debaixo do mesmo teto, confinados com as mesmas poucas pessoas dia após dia, algum atrito vai acontecer. Neste capítulo, falo sobre a importância desses conflitos, e não apenas sobre como podemos superá-los, mas também sobre como podemos nos tornar mais fortes a partir deles. Também vemos como conservar as amizades enquanto estamos afastados — como os relacionamentos podem prosperar quando o distanciamento social é uma realidade e o isolamento social está se tornando a norma? Até mesmo em épocas turbulentas, espero lhe oferecer algumas estratégias simples que possam ser utilizadas para melhorar qualquer relacionamento, seja com sua companheira, com um membro da família, um colega ou um amigo.

RELACIONAMENTOS PROFUNDOS

Relacionamentos profundos, significativos e íntimos têm um papel essencial para nos tornar antifrágeis — nossa capacidade de ficar mais forte a partir das adversidades. Só que cultivar esses relacionamentos em um mundo de quarentena, lockdowns e distanciamento físico é bastante desafiador. Quando nossa preocupação é uma conexão genuína, as interações on-line são um substituto deficiente para as reais.

Mesmo antes da crise do coronavírus, passávamos tempo demais nas redes sociais, e o preço que pagávamos era extremamente alto. Eric Klinenberg, sociólogo da Universidade de Nova York, apontou que, "quanto maior a proporção de interações on-line [em comparação com interações presenciais], mais solitário se é".[3] A solidão, como você pode imaginar, corrói a saúde e a felicidade. Entre outras coisas, ela está associada à depressão, a doenças do coração e a um sistema imunológico mais deficiente. Por mais atraentes que as interações on-line sejam, às vezes precisamos nos desconectar para nos conectar. Como tantas coisas, é melhor consumir as mídias sociais com moderação. Passar vinte minutos fazendo isso pode ser divertido; passar três horas por dia vai deixá-lo mais propenso à solidão. Experimente ficar períodos sem olhar para tela e sem usar a tecnologia em casa: não são permitidos computadores na sala de estar onde a família se reúne, nada de celulares na mesa de jantar, e assim por diante. Reduzir a tecnologia é absolutamente essencial para a próxima geração. Jean Twenge, professora da San Diego State University, fez uma pesquisa abrangente explorando os níveis de saúde mental de adolescentes.[4] O que ela descobriu foi assustador. Entre 2012 e 2017, os níveis de solidão aumentaram em cerca de 30% entre os adolescentes. A depressão aumentou em mais de 30%. As taxas de suicídio aumentaram mais de 30%. Tudo isso em apenas cinco anos, o que constitui uma mudança imensa e sem precedentes. A questão é: por quê? Por que os índices de depressão, solidão e suicídio aumentaram de forma tão significativa e em um período tão curto? Twenge inspecionou os dados e identificou o culpado: o aumento dos smartphones. As crianças estavam olhando para seus aparelhos em vez de para a pessoa sentada ao lado e passavam muito mais tempo on-line do que com as pessoas com quem se importavam na vida real.

Por causa de pesquisas como a de Eric Klinenberg sobre adultos e a de Jean Twenge sobre adolescentes, antigamente, sempre que alguém me perguntava como cultivar o bem-estar relacional, minha resposta era simples e definitiva: deixe as mídias sociais de lado e saia para encontrar as pessoas. Mas isso foi antes da covid-19. Hoje, as coisas estão diferentes, e muitos já não têm o luxo de escolher entre relacionamentos virtuais e ao vivo. Estamos trancados em casa, tentando da melhor maneira possível manter o distanciamento, e sujeitos ao isolamento físico. Nesse novo mundo, temos que abdicar de antigas distinções que não nos servem mais e inventar novas, que nos sirvam. Em vez de pensar no virtual *versus* ao vivo, temos que pensar no superficial *versus* profundo.

SEJA MAIS FELIZ, ACONTEÇA O QUE ACONTECER 127

Relacionamentos profundos *são* possíveis, até em uma realidade virtual. Pessoalmente, senti uma decepção enorme quando as aulas na Universidade Columbia, onde eu lecionava no momento em que fomos impactados pelo coronavírus, passaram a ser on-line. Levei mais de um mês — e diversas sessões de duas horas — para sentir que minha aula de estudos da felicidade tinha operado a mudança mágica pela qual anseio tanto ao lecionar, passando de discussões acadêmicas superficiais para conversas psicológicas profundas. Quando entramos no modo on-line, temi que essa magia se perdesse. E a princípio foi o que aconteceu. Mas, para a minha surpresa, depois de algumas sessões, a tela deixou de ser uma barreira para a intimidade. Os primeiros passos nesse novo território virtual foram incertos, mas assim que um aluno após outro mergulhou de cabeça e compartilhou o que se passava em sua mente e em seu coração, outros ofereceram apoio e se dispuseram a aprofundar a experiência. Juntos, descobrimos que a intimidade e a profundidade são possíveis on-line.

Em um mundo que perdeu muitas de suas antigas estruturas — no qual as fronteiras entre trabalho e casa, espaço e tempo, estão sendo derrubadas —, precisamos estabelecer algumas novas estruturas. E talvez a mais importante nesse novo normal seja regularmente reservar tempo para conversas profundas, significativas e sinceras. Em um mundo ideal, essas conexões seriam cara a cara — na mesma casa ou no mesmo restaurante —, fazendo atividades juntos e passando tempo de qualidade com as pessoas com quem nos importamos e que se importam conosco. Quando isso não é possível, podemos lançar mão da tecnologia para compensar e cultivar relacionamentos significativos, onde quer que estejamos. Do mesmo modo como o aprendizado aprofundado é essencial para o bem-estar

intelectual, conversas profundas são necessárias para o bem-
-estar relacional. Quer você participe de uma conversa no Zoom
com um amigo ou apenas ouçam as vozes um do outro ao telefone, reserve um tempo para se conectar de fato — para se abrir
e para compartilhar, para ouvir e para apoiar.

CULTIVAR A EMPATIA

Não somente a nossa saúde mental foi radicalmente afetada
desde o surgimento das redes sociais: nossa empatia também.
A psicóloga social Sara Konrath comparou os níveis de empatia
entre as gerações e descobriu que hoje, entre os jovens na casa
dos 20 anos, os níveis são 40% mais baixos do que os de vinte
anos atrás.[5] Do mesmo modo, um estudo no Reino Unido descobriu que o comportamento antissocial duplicou entre os alunos do ensino médio ao longo dos últimos vinte anos. Em outras
palavras, a compaixão diminuiu significativamente. E, com isso,
o bullying tem aumentado.

A empatia — ser capaz de entender e de se identificar com
o que as outras pessoas estão sentindo — é o sentimento moral.
A empatia é aquilo que nos une e, quando nossa capacidade de
sentir empatia diminui, temos um problema enquanto sociedade.[6] Por que os níveis de empatia caíram? Uma das principais
razões é as pessoas estarem interagindo de maneira autêntica e
profunda umas com as outras com menos frequência.

Visto o declínio dos níveis de empatia, crescem os cla-
mores por aulas de educação em empatia nas escolas e, mesmo
que se trate de um passo na direção certa, apenas isso não é
suficiente. Digamos que eu queira aprender a falar vietnamita,

então me matriculo nas aulas. Meu vietnamita sem dúvida vai melhorar, mas vai melhorar muito mais se eu for ao Vietnã e fizer uma imersão na cultura dos falantes dessa língua. O mesmo acontece na linguagem da empatia. Podemos aprender sobre a importância de nos colocar no lugar das outras pessoas lendo a respeito ou assistindo a uma aula. Posso ler *Teoria dos sentimentos morais*, de Adam Smith, ou fazer um curso sobre o Ubuntu como construção ética. No entanto, o método mais eficaz é fazer uma imersão no lugar onde a empatia é "falada". Ou seja, ir a qualquer lugar onde eu possa interagir cara a cara com outras pessoas. Só por meio das interações diretas é que podemos sentir o que a outra pessoa pode estar vivenciando e sentindo. Só assim podemos rir com alguém; podemos chorar juntos. Só assim podemos errar e magoar e ser afetados por sua reação. E é assim que a empatia se desenvolve. O ideal seria que essas interações ocorressem quando as crianças brincam juntas, ou quando nos sentamos lado a lado na escola ou no trabalho, sem a mediação de uma tela. Mas, se não houver opção, temos que — e podemos — fazer isso virtualmente.

O lado bom de ficar preso em casa é que isso me ensinou a apreciar meu relacionamento com minha família e meus amigos e a valorizar o tempo que passamos uns com os outros. Acredito que isso se aplique a muitos de nós. Essa apreciação, assim se espera, vai se traduzir em mais tempo despendido em reuniões íntimas quando isso voltar a ser possível. É quando interagimos com as outras pessoas com proximidade, seja com aqueles que amamos ou com estranhos que acabamos de conhecer, que desenvolvemos mais empatia, bondade e compaixão, assim como desfrutamos de níveis mais elevados de bem-estar físico e mental. Tornamo-nos mais éticos e generosos, mais saudáveis e mais felizes.

O PODER DE DOAR

Em uma época em que estamos mais isolados do que nunca, de que outra forma podemos fortalecer de maneira significativa nossos relacionamentos? Pouco importa qual seja sua situação: uma das melhores maneiras de ter mais empatia e de aliviar a sensação de solidão é doar.

Em um estudo conjunto da Universidade de British Columbia e da Harvard Business School, os pesquisadores mostraram o poder de doar.[7] Para a primeira parte do estudo, os pesquisadores criaram um grupo de pessoas e calcularam seus níveis de felicidade. Depois, deram a cada um uma bela soma de dinheiro e lhes disseram que gastassem com eles próprios. Então, os sujeitos saíram em uma maratona de compras. Os pesquisadores avaliaram seus níveis de felicidade novamente. O que você acha que descobriram?

Como consequência das compras, os níveis de felicidade dos sujeitos aumentaram significativamente. O estudo prosseguiu, e eles levaram os participantes de volta para o laboratório um dia depois. De novo, avaliaram seus níveis de felicidade. O que você acha que descobriram então? Após 24 horas, os níveis de felicidade tinham voltado aos de antes. Em outras palavras, os sujeitos experimentaram um pico resultante das compras e depois, bem depressa, retornaram ao estado anterior. Quer dizer que podemos concluir, a partir dessa pesquisa, que precisamos fazer compras todos os dias? Não exatamente.

Na segunda parte do estudo, os pesquisadores reuniram um grupo diferente de pessoas, selecionadas de maneira aleatória, e avaliaram seus níveis de felicidade. Eles lhes deram a mesma quantia e disseram para sair e gastar o dinheiro. Só que, dessa vez, os participantes tiveram que gastá-lo com outra pessoa. Depois das compras, os participantes retornaram ao laboratório e, mais uma vez, tiveram sua felicidade avaliada. Seus níveis de felicidade aumentaram tanto quanto os dos primeiros participantes. No dia seguinte, os pesquisadores voltaram a medir seus níveis de felicidade. E o que descobriram? Ainda que os níveis de felicidade tivessem diminuído um pouco, ainda estavam significativamente mais altos do que antes do experimento. O ato de doar, descobriu-se, continuou a ter um efeito benéfico uma semana depois do evento.

Quando doamos para outras pessoas, também estamos doando a nós mesmos. Há uma grande quantidade de pesquisas que mostra que doar é uma das melhores maneiras não apenas de aumentar a felicidade, mas também de elevar a autoconfiança. Doar pode nos levar do desamparo à solicitude e, consequentemente, da desesperança à esperança. A diferença entre a tristeza e a depressão é que a depressão é a tristeza sem esperança. Doar incita a esperança. E, à medida que você fica mais esperançoso, fica mais capaz, mais feliz e, por fim, mais bem-sucedido.

O inglês é a minha segunda língua; minha língua materna é o hebraico. Minha palavra preferida em hebraico é a que usamos para "doar", *natan* (נ ת נ). Olhando para a palavra, seja em caracteres hebraicos ou romanos, você consegue perceber algo incomum nela? É um palíndromo. Ela é simétrica, com a mesma leitura da direita para a esquerda e da esquerda para a direita. Isso não é coincidência. Há muita sabedoria em muitas das línguas antigas e, no caso de *natan*, pesquisas mostram claramente que, quando doamos, também recebemos, muitas vezes com juros. Uma das melhores maneiras de cultivar relacionamentos estreitos e fortes é entrar nesses relacionamentos com a mentalidade e o coração de uma pessoa que doa.

O que podemos doar? Qualquer coisa. Com apenas treze anos, Anne Frank escreveu em seu diário: "Você sempre,

sempre pode doar alguma coisa, mesmo que seja apenas bondade". Doamos quando fazemos espontaneamente uma tarefa no lugar de nossa parceira ou quando surpreendemos um amigo. Ouvir ativamente nossos filhos é uma forma de doar, bem como compartilhar informações com um colega. Como veremos no Capítulo 5, uma das intervenções em prol da felicidade mais poderosas é escrever uma carta de agradecimento. Quando você escreve uma carta de agradecimento para outra pessoa — demonstrando seu apreço por ela —, você está doando. Está sendo bondoso. Está sendo generoso. E, quando doamos, não só aumentamos os níveis de felicidade das outras pessoas: aumentamos nossa própria felicidade.

"CONTE AQUELE DIA COMO PERDIDO"

Mary Ann Evans, autora do século XIX cujo pseudônimo era George Eliot, escreveu muitos livros maravilhosos — talvez o mais famoso seja *Middlemarch: um estudo da vida provinciana* — com alguns lindos poemas. Este é um de seus poemas: "Conte aquele dia como perdido", sobre a importância de doar.

> Se você, sentado ao pôr do sol
> E, relembrando seus atos,
> Encontrar ao menos um
> Um gesto de abnegação, uma palavra
> Que apaziguou o coração de quem a ouviu,
> Um olhar gentil que a tudo iluminou
> Que pousou como o sol no destino pretendido

Então conte aquele dia como bem vivido.
Mas, se ao longo de todo o dia,
Não foi capaz de alegrar sequer um coração,
Se, o dia todo,
Não fez nada de que possa se lembrar
Que levasse a luz do sol para outro olhar
Nem ato algum, por menor que fosse,
Que sem nada custar, uma alma ajudou
Então conte aquele dia como mais do que perdido.

De acordo com Evans, um dia em que levamos a luz do sol para outra pessoa, em que levamos bondade, generosidade e amor, é um "dia bem vivido". Ao passo que, se passamos o dia sem produzir um impacto positivo na vida das outras pessoas, esse dia será "mais do que perdido". Agora, imagine se doar fosse a moeda pela qual medimos nossas vidas. Se avaliarmos nosso sucesso em termos de quão generosos e gentis somos, por quanta alegria espalhamos, o mundo seria um lugar muito melhor. Não só para aqueles que se beneficiam de nossas boas ações, mas também para nós mesmos.

DOE TAMBÉM A SI MESMO

Será que devemos doar, doar e doar sem parar? Se você é o tipo de pessoa que se apressa para cuidar de todos a seu redor e, enquanto isso, está com pouca energia e prestes a explodir, saiba que é possível se doar demais. O psicólogo Adam Grant, professor da Universidade da Pensilvânia, fez pesquisas sobre as diferentes abordagens das pessoas no local de trabalho. Junto a seus colegas, Grant identificou três grupos gerais: os doadores, os tomadores e os compensadores.[8] Como o nome sugere, os doadores oferecem seu tempo, sua energia e sua experiência de forma irrestrita. Eles são os funcionários gentis, prestativos. Depois, há os tomadores. Tudo o que os doadores oferecem, os tomadores estão ansiosos para receber — tudo acontece em torno deles. Pedem favores, mas relutam em retribuí-los. E, então, existem os compensadores. Eles têm uma filosofia de reciprocidade — doam aos outros exatamente o quanto acreditam que receberam — e não gostam de ver alguém receber mais do que "merece".

Do ponto de vista da gestão, é desejável ter aqueles que doam em sua organização. Você vai querer pessoas generosas, que ensinam, que ajudam os outros, que estão disponíveis para a equipe e que se preocupam com a organização. Só que, ainda que a empresa possa se beneficiar de funcionários doadores, o que isso significa para os próprios indivíduos? É melhor ser um doador, um tomador ou um compensador se você está preocupado com o sucesso a longo prazo? Será que ser doador o torna de fato mais bem-sucedido? Será que é ser compensador, pois é o mais justo? Ou será que ser tomador é o melhor caminho a seguir se você só pensa no sucesso?

Essas são as perguntas que Grant e seus colaboradores abordaram. Eles conseguiram agrupar os funcionários das organizações em três níveis de desempenho — alto, médio e baixo. Quem tendia a ter o melhor desempenho? Descobriu-se que os indivíduos mais bem-sucedidos na organização tinham propensão a ser doadores. Eles eram desproporcionalmente mais bem-sucedidos. E quem estava no nível médio? Os tomadores e os compensadores. Então... quem restou? Quem descobriram no nível mais baixo? Doadores! A descoberta surpreendente foi que os doadores tinham mais probabilidade do que os tomadores ou os compensadores de estar entre os de melhor e os de pior desempenhos.

Como você pode diferenciar os doadores do nível alto dos doadores do nível baixo? A diferença entre eles é que os doadores com melhor desempenho também *doam a si mesmos*. Já os doadores no grupo de pior desempenho têm a tendência de se esquecer deles mesmos — doam até beirar a exaustão, sem cuidar das próprias necessidades. E do que precisam para continuar prosperando é pensar também em se ajudar. Essa descoberta nos lembra da linguagem sobre segurança que costumamos ouvir nos aviões: coloque a máscara de oxigênio em si antes de ajudar as outras pessoas.

O Dalai Lama falou sobre essa exata ideia: "Cuidar dos outros se baseando apenas no seu sacrifício não é sustentável. O cuidado deve também nutri-lo".[9] Essa não é uma ideia trivial para a maioria dos ocidentais. Daniel Goleman, em seu livro *Como lidar com emoções destrutivas*, fala sobre a enorme surpresa do Dalai Lama com o fato de que muitas pessoas no Ocidente têm baixa autoestima. Como as pessoas podem não gostar delas mesmas? Segundo sugere o Dalai Lama, uma das razões por que isso é diferente no Tibete se deve à compreensão da compaixão por parte dos tibetanos. Palavras criam mundos; a maneira como interpretamos conceitos particulares, que com frequência é produto de nossa cultura e de nosso ambiente, é importante e muitas vezes explica tendências psicológicas fortemente arraigadas e subconscientes.

O que há de tão especial na compaixão? Se eu pedisse às pessoas no Ocidente que definissem a compaixão, é provável

136 *Tal Ben-Shahar*

que a maioria fosse dizer que significa sentimentos de solidariedade e cuidado para com outras pessoas. O Dalai Lama diz que, em tibetano, a palavra para compaixão é *tsewa*, que quer dizer *compaixão por si mesmo e compaixão pelos outros*.[10] Notavelmente, o eu vem primeiro e, por extensão, os outros. Pense em uma série de círculos concêntricos, em cujo centro está você. Você começa com compaixão por si, estende-a às pessoas próximas a você e, então, aos outros e depois ao mundo todo — mas ela começa por você. Estamos todos conectados nesse círculo de vida, em uma teia de compaixão. Nas tradições filosóficas orientais (em oposição às tradições ocidentais), não há uma divisão clara entre si mesmo e os outros.

Nas tradições filosóficas ocidentais, existe uma divisão relacionada entre egoísmo e abnegação. Os sinônimos da palavra *egoísta* são *mau, mesquinho, narcisista, ganancioso*. Por outro lado, termos similares para *abnegado* são *nobre, generoso, amoroso* e *caridoso*. Desde quando aprendemos a linguagem em uma idade muito tenra, ensinam-nos que pensar em si (o que abarca ser compassivo para consigo) não é ético. Mas isso não está exatamente certo — por que *eu* sou menos digno do que *os outros?* — nem se sustenta: aqueles que não atendem às próprias necessidades acabarão ficando sem nada para doar a si ou aos outros. Em vez de encarar o doar aos outros como abnegação e o doar a si como egoísmo, podemos pensar no doar saudável como estar *atento a si. Atentar-se a si* é cuidar dos outros e de si.

Mas como seria estar *atento a si?* Se um colega me pedisse para ajudá-lo com seu projeto, eu poderia simplesmente dizer: "Eu ficaria feliz em ajudá-lo, mas tenho que terminar esta tarefa primeiro". Em casa, posso dizer: "Crianças, darei atenção a vocês depois que terminar de treinar" ou "Querida, ficarei com você amanhã, mas agora preciso de um tempo sozinho". E tudo bem! Cuidar de si não torna você uma pessoa má. Pelo contrário, a longo prazo, é mais provável que possamos ajudar e contribuir, sermos bondosos e generosos com os outros, quando também prestamos atenção às nossas próprias necessidades. Nas palavras de Hillel, um dos grandes sábios judeus que viveu há mais de dois mil anos: "Se eu não for por mim, quem o será? Mas, se eu for só por mim, quem serei eu? Se não agora, quando?". Nosso mundo precisa de pessoas *atentas a si*, agora mais do que nunca.

AUMENTAR A RESILIÊNCIA DAS CRIANÇAS

Durante épocas de turbulência geral, os pais sentem como se fosse seu dever oferecer um modelo perfeito aos filhos, que funcione de forma consistente como um pilar estável para se apoiarem. *Não é hora para ser fraco*, eles pensam; *tenho que ser forte por meu filho*. Mas o que fazemos quando estamos passando por uma crise e nos sentimos fracos, ansiosos, frustrados, tristes ou com raiva? Como controlamos nossas emoções diante dos filhos quando sabemos que nosso tormento aumentará ainda mais o deles?

Primeiro, precisamos ter em mente que não é um problema para as crianças nos ver em dificuldade, mesmo que isso aumente um pouco as delas. Nosso impulso enquanto pais é protegê-las, esconder em vez de revelar nossa agitação emocional. Mas testemunhar os pais sentindo tristeza, ansiedade ou raiva — moderadas — é necessário para o desenvolvimento saudável das crianças. De modo mais geral, enquanto pais, devemos aceitar que ser um modelo perfeito para nossos filhos não é apenas impossível, é também indesejável.

Há quase setenta anos, Donald Winnicott, psicólogo infantil britânico, apresentou um dos conceitos mais importantes no que diz respeito a criar filhos: "a mãe suficientemente boa".[11] O que isso quer dizer? Winnicott reconheceu que muitos pais e mães querem ser cuidadores perfeitos que sempre estão atentos. Quando a criança chora, o pai ou a mãe vão imediatamente confortá-la; quando a criança encontra desafios, o pai ou a mãe estão lá para ajudar. Winnicott apontou que não é disso que as crianças precisam. As crianças precisam de *pais e mães suficientemente bons*. Se o pai e a mãe não estão 100% atentos aos filhos, seja porque estão ocupados, chateados ou trabalhando e precisam de um tempo sozinhos, isso não é algo ruim. Por meio dessa falta de atenção, as crianças aprendem a ter autocontrole; por outro lado, quando os pais estão sempre disponíveis, as crianças não aprendem a lidar com as dificuldades sozinhos. Nosso objetivo maior como pais é criar filhos independentes. Afinal de contas, os pais nem sempre poderão estar junto dos filhos ao longo da vida. As crianças devem ter oportunidades para lidar com as coisas desde a hora em que nascem. A mãe ou o pai suficientemente bom está, portanto, muito mais próximo das necessidades de uma criança do que a mãe ou o pai dito perfeito.

Ser "suficientemente bom" também significa que não há problema algum que seus filhos de vez em quando o vejam chateado. Você pode até conversar com eles; pode pegá-los no colo para que se sintam seguros e dizer "Estou chateado agora" ou "Estou simplesmente exausto". Você pode ser amoroso e afetuoso enquanto passa para as crianças que nem tudo está bem. Na verdade, pode ser libertador para elas ouvir isso de você, porque às vezes elas também se sentem assim. Dar-se permissão para ser humano dá a elas a mesma permissão.

Mesmo que as crianças vejam você perder o controle, não é o fim do mundo. Elas também o veem depois de se recuperar — o que é reconfortante. Você pode pedir desculpas para elas se tiver dito algo que não deveria ou de que se arrepende quando estava alterado. As crianças não precisam de modelos perfeitos; elas precisam de seres humanos suficientemente bons. Um dos belos aspectos de ser pai ou mãe é que você não está apenas ensinando outras pessoas: você mesmo também está crescendo. Um pai ou uma mãe que está aprendendo é o melhor modelo que uma criança pode ter.

Compreensivelmente, muitos pais estão preocupados com os efeitos da pandemia em seus filhos. Um dos maiores desafios que estamos enfrentando enquanto pais — e quando digo *nós*, quero dizer muitas pessoas em países desenvolvidos e mais ricos, e não o mundo como um todo — é que estamos tornando a vida dos filhos fácil demais, por querer protegê-los e também porque podemos. É natural que desejemos dar o melhor para nossos filhos. Mas uma pesquisa de Suniya Luther, da Universidade Columbia, mostra que muitas crianças de famílias ricas sofrem com dificuldades psicológicas, como ansiedade, depressão ou abuso de substâncias, por causa da armadilha do luxo.[12] A vida requer que aprendamos a lidar com situações que não saem como o esperado. Ser confrontado com obstáculos, ainda que seja inconveniente ou doloroso a curto prazo, pode trazer benefícios.

Quero dividir com você uma experiência que trouxe essa ideia para o primeiro plano em minha vida. Quando David, meu filho mais velho, tinha 3 anos, seu brinquedo preferido era um boneco minúsculo do Super-Homem. Ele brincava com o boneco o dia todo e o colocava junto dele em seu travesseiro antes de dormir. Um dia, minha esposa e eu buscamos David na creche e fomos para casa — morávamos no décimo andar de um prédio residencial. Entramos no elevador; minha esposa e eu estávamos conversando, e David falava com o pequeno Super-Homem. As portas abriram-se em nosso andar e, quando saímos do elevador, David deixou o boneco cair sem querer. Mas esse Super-Homem não saiu voando. Ele caiu bem no vão estreito entre as portas, deslizando pelo poço do elevador. Ele se foi. Nem a mamãe ou o papai podiam trazê-lo de volta.

David começou a berrar. Quando o abraçamos para reconfortá-lo, eu estava prestes a abrir a boca, mas, como muitas vezes costuma acontecer, minha esposa sabia o que eu iria dizer já de antemão, e me interrompeu. Eu ia dizer: "Não se preocupe, David. Vamos dar a você outro boneco do Super-Homem. Vamos comprar uns cem bonecos do Super-Homem". Quando entramos em casa, David correu para o quarto dele e continuou chorando. Eu disse à minha esposa: "Por que você me impediu? Olha só nosso filho chorando!". E ela respondeu: "Tal, não prive David da chance de aprender a lidar com dificuldades".

Não prive David da chance de aprender a lidar com dificuldades — é uma das lições mais importantes sobre criação de filhos que já aprendi. Ela estava absolutamente certa: é assim que as crianças (e os adultos) aprendem a ser resilientes, engenhosas e criativas. É assim que elas aprendem flexibilidade ou, mais especificamente, fluidez. *Tao Te Ching: o livro do caminho e da virtude* fala que o ideal para os humanos é ser como a água por diversos motivos, e um deles é por que a água flui. "O que é flexível, é forte", escreveu Lao Tzu.

Se ajustarmos nosso equipamento de exercício no modo mais fácil, com pouca ou nenhuma resistência, o treino será moleza, mas não vamos ficar mais fortes. Não haverá antifragilidade. Na outra ponta do espectro, se o treino for difícil demais, podemos nos machucar e nos lesionar. Mas, se nos permitirmos enfrentar alguma dificuldade de vez em quando, com moderação e tempo de recuperação, somos capazes de crescer. A mesma coisa acontece na vida e, enquanto pais, muitos de nós nos precipitamos para resgatar nossos filhos rápido demais. Maria Montessori, uma das maiores educadoras da história, destacou em seu ensino que não devemos fazer pela criança o que ela pode fazer por si.[13] É claro que isso não significa não fazer nada pelas crianças pequenas; quando elas não conseguem resolver alguma coisa por conta própria, os pais devem estar lá para auxiliá-las. No entanto, sempre que possível, devemos minimizar a ajuda que oferecemos e permitir, em vez disso, que elas resolvam sozinhas.

Em uma palestra para seus alunos que estavam se formando na Harvard Business School, o professor Clayton Christensen compartilhou a seguinte mensagem de despedida: "Os desafios que seus filhos enfrentarão têm um propósito importante. Eles os ajudarão a aperfeiçoar e a desenvolver as capacidades de que eles precisam para ter sucesso ao longo da vida. Lidar com um professor difícil, não ser bom em determinado esporte, aprender a se guiar na estrutura social complexa das panelinhas do colégio — todas essas coisas se tornam matérias na escola da experiência".[14] Agora, podemos acrescentar à lista lidar com as aulas remotas, o distanciamento social e as atividades pelas quais ansiavam sendo canceladas. As crianças aprendem com os desafios, e ganhar experiência em superar dificuldades desde cedo faz com que elas lidem com mais facilidade com os problemas e se tornem modelos para outras pessoas quando crescerem.

Amor e conflito

Conflitos são inevitáveis em qualquer relacionamento sério e, durante períodos de estresse, eles são mais frequentes do que em tempos normais. Não é fácil ficar com a mesma pessoa em um apartamento pequeno ou com as mesmas poucas pessoas em casa por períodos longos. Ao mesmo tempo, com esse desafio vem também uma oportunidade real. Acontece que os conflitos são importantes — até mesmo necessários — para que o amor aumente.

Em 1841, Ralph Waldo Emerson publicou um ensaio a respeito da amizade. Em um amigo, não devemos procurar "um mingau de concessão", escreveu ele — em outras palavras, uma pessoa que concordará com tudo o que dizemos. Em vez disso: "Que ele seja para você sempre um tipo de belo inimigo, indomável, reverenciado com devoção, e não uma conveniência trivial a logo ser superada e posta de lado".[15] Eu amo essa expressão: *belo inimigo*. Um belo inimigo é alguém que o desafia, que o instiga, que o ajuda em seu "aprendizado da verdade", nas palavras de Emerson. Quando você está com um belo inimigo, às vezes as coisas são difíceis, mas o potencial de crescimento está sempre presente. Em vez de uma "conveniência trivial", você vivencia uma inconveniência com significado; em vez de atenuar esse entorpecimento, você vive um conflito que o estimula.

Encontramos essa ideia do belo inimigo logo no início da Bíblia, no primeiro livro. Em Gênesis, Deus diz: "Não é bom que o homem esteja só. Far-lhe-ei uma auxiliadora que lhe seja idônea". *Auxiliadora idônea* é uma tradução direta das palavras hebraicas *ezer k'enegdo*, que literalmente significa "ajudar como oposição". Em outras palavras, é uma parceira que o desafia a crescer. Aprender a encarar nossa parceira como uma bela inimiga, como uma ajudadora idônea, pode ser um auxílio para reformularmos os conflitos em nossos relacionamentos: em vez de encarar a discórdia como uma mancha sombria e perigosa que deve ser evitada a todo custo, podemos encará--la como uma oportunidade valiosa de crescimento pessoal e interpessoal.

O dr. David Schnarch, autor de *Passionate Marriage: Love, Sex, and Intimacy in Emotionally Committed Relationships* — livro que mudou minha vida radicalmente —, enfatiza o papel significativo que os conflitos desempenham na evolução de todos os relacionamentos bem-sucedidos. Schnarch sugere que, em cada relacionamento, pouco importa quão maravilhoso ele seja, os casais invariavelmente chegarão a um impasse. Um impasse é um conflito extremo. Não se trata de uma daquelas discussões rotineiras nas quais brigamos, nos reconciliamos, fazemos amor e então tudo volta a ficar bem. Um impasse é um desacordo fundamental que diz respeito a algum de nossos valores fundamentais, o qual acabamos de descobrir se opor a uma crença também arraigada em nosso parceiro. Em geral, os casais não se deparam com impasses durante a fase de lua de mel do relacionamento, mas, dentro de três anos mais ou menos, eles invariavelmente surgem e costumam girar em torno de um dos quatro tópicos a seguir:

1. Filhos. Qual é a abordagem de disciplina que devemos adotar? Devemos ser tolerantes ou mais enérgicos? Quais são os limites que estamos estabelecendo? Qual é a educação que nossos filhos devem receber? Qual é o papel que a religião deve desempenhar na educação deles?

2. DINHEIRO. Com o que devemos gastar dinheiro? Devemos fazer essa compra importante nesse momento? Será que um parceiro acha que o outro está comprando coisas demais ou não contribuindo o bastante? Podemos arcar com isso? Estamos poupando dinheiro suficiente?

3. SEXO. Com que frequência estamos fazendo sexo? Será que um parceiro acha que a frequência é grande demais ou que ela não é suficiente? Que tipo de sexo? O sexo está apimentado demais ou sem graça demais? Devemos abrir nosso relacionamento ou continuar com a exclusividade, experimentar o poliamor ou permanecer com a monogamia?

4. FAMÍLIA ESTENDIDA. Será que devemos convidar nossos sogros para nos visitar uma vez por semana? Será que não deveríamos convidá-los nunca? Até que ponto devemos envolver o resto da família em nossas decisões? Com que frequência devemos participar de reuniões familiares? Semanalmente? Nunca?

Quando chegamos a um impasse, uma das três coisas pode acontecer. O primeiro resultado comum é um término, uma separação ou um divórcio. Entre 40% e 50% dos casamentos acabam em divórcio. *Achei que éramos perfeitos um para o outro, mas, se discordamos a respeito de uma coisa que é tão importante para mim, claramente não somos.* É por isso que os índices de divórcio costumam aumentar depois de quatro a sete anos de casamento; os casais deparam-se com o primeiro impasse e, consequentemente, pensam que suas diferenças são irreconciliáveis.

A segunda coisa que vocês podem fazer depois de um impasse é ficar juntos, porém não exatamente estar juntos. Ou seja, vocês ficam juntos devido a diversas razões externas — por hábito, por causa da religião, por causa de filhos ou devido a motivos financeiros. Mas, emocionalmente, vocês já estão separados.

A opção número três é crescerem juntos como consequência do impasse. Vocês discutem, discordam, têm um embate. E, então, depois de um tempo — e isso pode ser depois de uma semana, de um mês ou de seis meses —, vocês dois emergem melhores como indivíduos e como casal. E como se chega à opção número três, a opção antifrágil, e se supera com êxito o impasse? Em primeiro lugar, você luta. Em segundo lugar, enquanto luta, você se agarra à sua posição em vez de se conformar, expressa respeitosamente suas necessidades e seus desejos, em vez de deixá-los de lado. Em terceiro lugar, ao se agarrar à sua posição, você se agarra ao relacionamento, mantendo-se firme e enfrentando a situação enquanto procura entender as necessidades e os desejos do parceiro. O segredo não é vocês fazerem um ao outro se sentir bem — validar e buscar validação —, mas "conhecer e se deixar conhecer". É quando procuramos conhecer melhor um ao outro — as fraquezas e os pontos fortes, os medos e as fantasias — que se forja a intimidade. E com a intimidade vem o amor, a paixão e a compaixão.

Empenhar-se genuinamente para conhecer e se deixar conhecer significa correr riscos. Digamos que você tenha tido um problema com seus sogros e, ainda que você realmente não queira falar a respeito com sua parceira em razão dos sentimentos dela pelos pais, a questão está machucando. Você acaba tocando no assunto com o máximo possível de empatia. Ainda que possa levar a um conflito doloroso, a alternativa é a infelicidade garantida. Nas fases iniciais de um relacionamento, você pode evitar tocar em assuntos desagradáveis; está amparado pela empolgação da novidade. No entanto, depois de um tempo, apenas isso não basta, e varrer as coisas para debaixo do tapete não resolve nada. Muito pelo contrário, à medida que o problema se deteriora, você acaba por desmoronar e o relacionamento se desintegra.

Nem todos os impasses podem ser resolvidos e levar a um relacionamento mais profundo. Alguns casais estão distantes demais em determinados assuntos e simplesmente não foram feitos para ficar juntos — e tudo bem. Só que, na maioria dos casos, os impasses oferecem oportunidades importantes para aprendermos, para nos tornarmos indivíduos melhores e para nosso relacionamento se desenvolver. Quando nos comunicamos abertamente, com a verdadeira intenção de fazer nosso relacionamento funcionar, em geral encontramos uma solução e superamos o impasse — seja quando um parceiro convence o outro, seja chegando a um meio-termo, sendo criativo e encontrando um jeito de ambos serem recompensados.

Viver conflitos, sejam desentendimentos menores ou impasses absolutos, ajuda a fortalecer o sistema imunológico do relacionamento, enquanto em um ambiente estéril, onde os conflitos são evitados, você não cria anticorpos cruciais. Então, se quiser que seu relacionamento sobreviva, ou melhor, prospere, você realmente não tem escolha — tem que superar os desafios. Faça um esforço para se abrir com seu parceiro, para abordar questões que lhe são importantes, porque, quando faz isso, no fim das contas, você, seu parceiro e seu relacionamento se beneficiam.

Entender a ideia de David Schnarch de que desentendimento não é a mesma coisa que incompatibilidade transformou meu próprio relacionamento. Isso aconteceu quando minha esposa e eu já estávamos juntos havia dez anos. Pensei que éramos feitos

SEJA MAIS FELIZ, ACONTEÇA O QUE ACONTECER 147

um para o outro, até que chegamos a um impasse e então de repente fui tomado pelo medo e pela ansiedade. *O que é que está acontecendo? Eu estava certo de que ela era o amor da minha vida, mas discordamos com tanta veemência a respeito de uma coisa que é tão importante para nós dois. Esse é o começo do fim?* Então li *Passionate Marriage: Love, Sex, and Intimacy in Emotionally Committed Relationships* e me dei conta de que não. Não há nada de errado com nosso relacionamento; está tudo certo com ele. Ele simplesmente está passando por uma evolução natural. Como escreve Schnarch: "O casamento opera com intensidade e pressão muito maiores do que esperamos — tão grandes, de fato, que os casais presumem erroneamente que está na hora de se divorciar quando, na verdade, é hora de colocar a mão na massa". Trabalhamos as questões e fomos capazes de crescer a partir daquele impasse e de alguns outros que vieram depois. Os impasses são assustadores porque nos deixam expostos, suscetíveis, vulneráveis. No entanto, depois de passar por um grande conflito, os que vêm depois são menos difíceis (ainda que não sejam fáceis), porque existe menos medo associado a eles; você já sabe que é capaz de sobreviver a eles. Você tem esperança.

Não existe um caminho garantido para todos os conflitos, porém, se você criar as condições para a abertura e a autenticidade, é mais provável que uma resolução aconteça. Aqui estão algumas outras estratégias para ter em mente quando entrar em um conflito, independentemente da magnitude.

REFLITA. Só em dar um passo para trás no relacionamento e refletir já ajuda — seja consultar alguém ou escrever a respeito em seu diário. Lembre-se: os doadores mais bem-sucedidos também doam para si mesmos. Uma maneira de fazer isso é dizer "preciso de um tempo sozinho para me reorganizar, pensar, resolver as coisas".

OUÇA E TENHA EMPATIA. Deixe seus próprios argumentos e ideias preconcebidos de lado por alguns minutos ou por algumas horas e, de fato, ouça e esteja aberto para o que o parceiro está dizendo. Resista ao ímpeto de se distrair da conversa ou de interrompê-la com seu lado da história e não despreze as preocupações do outro como sem importância. Um estudo recente publicado no *Journal of Family Psychology* mostrou que "ouvir atentamente enquanto o parceiro expressava seu estresse estava ligado a melhores comportamentos de sucesso diádicos e mais satisfação no relacionamento".[16] Genuinamente ouvir e fazer um esforço para entender a perspectiva da outra pessoa são sinais de empatia (um efeito) e mais um reforçador de empatia (uma causa).

ENCONTRE MODOS DE CHEGAR AO SIM. O psicólogo John Gottman, da Universidade de Washington, um dos maiores pesquisadores do mundo no que diz respeito a relacionamentos, entrevistou centenas de casais e analisou suas conversas. Os dados claramente mostram que conversas respeitosas e positivas são o cerne do êxito conjugal: "Parece simples, mas na verdade você poderia abarcar todas as minhas descobertas em pesquisas por meio da metáfora de um saleiro. Em vez de enchê-lo com sal, encha-o com todos os modos de dizer sim, e é isso que é um bom relacionamento.

'Sim, essa é uma boa ideia', diz você. 'Sim, esse é um ótimo ponto, eu nunca tinha pensado nisso'... Em uma parceria que está passando por problemas, temos inúmeros modos de dizer não". Gottman mostra ainda que os melhores relacionamentos desfrutam de uma proporção de positividade de 5 para 1, o que quer dizer que, para cada desentendimento ou conflito, interação de raiva ou decepção, há cinco pontos positivos — quem sabe um elogio ou uma mensagem de texto amorosa; um sorriso, um abraço ou um beijo; um passeio romântico na praia, fazer amor ou um jantar íntimo? Então, ainda que os conflitos sejam inevitáveis — e, como vimos, importantes —, precisamos complementá-los com um número significativamente maior de experiências positivas.

SEJA GENTIL. Ser gentil é um jeito importante de aumentar a relação de positividade. Parece tão simples ser gentil, não é? Mas com que frequência nos vemos lançando mão de um insulto, tratando o parceiro ou a parceira com hostilidade? Mais do que qualquer outra coisa, um relacionamento prospera amparado em cortesia e respeito, porém muitas pessoas tomam a liberdade de ser rudes ou hostis com aqueles que são bastante próximos a elas. Isso é injusto com o parceiro e prejudicial para o relacionamento. O que você pode fazer para ser gentil com seu parceiro, mesmo se estiver no meio de uma desavença? Esse gesto gentil costuma ser suficiente para desanuviar a tensão de modo que você possa trabalhar para buscar uma solução.

CUIDE DE VOCÊ MESMO. Faça exercícios regularmente, medite, durma bem à noite, reserve um tempo para ouvir música, mergulhe na leitura — ou faça qualquer outra coisa que reabasteça suas reservas e o ajude a se recuperar. Você pode estar pensando: *Mas como é que essas escolhas estão ligadas aos relacionamentos?* Os dois estão profundamente relacionados no sentido de que podem ser o catalisador para uma espiral ascendente. Tome os exercícios como exemplo: fazer exercícios libera as substâncias químicas responsáveis pela sensação de bem-estar no cérebro. Quando estou me sentindo bem comigo mesmo, fico mais propenso a ser mais paciente com minha parceira e com meus filhos. Do mesmo modo, quando medito e me dou tempo para me recuperar, fico mais aberto, mais generoso e mais gentil com as pessoas que amo e, portanto, meus relacionamentos ficarão melhores. Começo com o eu e me expando a partir dele.

David Schnarch descreve os relacionamentos emocionalmente comprometidos como "máquinas de fazer as pessoas crescerem". Isso vale para relacionamentos entre filhos e pais, bem como entre parceiros. Mas crescer não é o resultado-padrão e, sobretudo em épocas de estresse, vemos muitos relacionamentos e indivíduos envolvidos em tais relações definharem. Para que nossos relacionamentos sejam antifrágeis e floresçam aconteça o que acontecer, precisamos dar espaço para o conflito e a positividade, conhecer e se deixar conhecer, ouvir e se expressar, doar ao outro e doar para nós mesmos.

Check-in do efire
Bem-estar relacional

Siga os três passos do Check-in do EFIRE — atribuir, descrever e prescrever — concentrando-se no bem-estar relacional. Comece refletindo sobre as seguintes questões:

Você passa um tempo de qualidade
com sua família e seus amigos?
Seus relacionamentos são profundos?
Você se cuida?
Você é uma pessoa que doa?

Com base em suas reflexões, determine em que grau você vivencia o bem-estar relacional e, em seguida, *atribua* uma pontuação de 1 a 10, em que 1 corresponde a muito pouco ou muito raramente e 10 corresponde a bastante ou com muita frequência. Após atribuir uma pontuação, *descreva* por escrito por que você se deu essa pontuação. Depois *prescreva* uma maneira de aumentar sua pontuação, a princípio em apenas 1 ponto. Os exemplos podem incluir reservar um tempo para ficar com as pessoas que você ama, ser um pouco mais gentil e doar um pouco mais, abstendo-se de ajudar quando não é necessário, apreciar seus belos inimigos, e assim por diante. Faça esse check-in uma vez por semana.

Tal Ben-Shahar

5. Bem-estar emocional

Sua alegria é sua tristeza desmascarada.
E o mesmo poço de si de onde sua risada
Se ergue muitas vezes cheia de suas lágrimas.
E de que outra forma pode ser?
Quanto mais fundo essa tristeza penetra em seu ser,
mais alegria você pode conter.

Khalil Gibran, *O profeta*

Há alguns anos, quando estava na pós-graduação, eu tinha acabado de começar a lecionar minha primeira matéria de psicologia positiva, que contava com apenas oito alunos matriculados. De início. Depois, dois deles desistiram, o que me deixou oficialmente com... um ego destroçado. Um dia, estava almoçando em um dos dormitórios reservados para a pós-graduação quando um aluno que eu conhecia, que não estava em minhas aulas, se aproximou. Ele disse: "Tal, posso me sentar com você?". Respondi: "É claro".

Então ele se sentou e falou: "Fiquei sabendo que você está lecionando uma matéria sobre felicidade". E eu respondi: "É isso mesmo, sobre psicologia positiva".

Ele logo acrescentou: "Sabe, meu colega de quarto está frequentando suas aulas, então é melhor você tomar cuidado".

"Cuidado? Por quê?", perguntei.

"Porque, se algum dia eu vir você infeliz, vou contar para ele", respondeu.

Mencionei aquela conversa no dia seguinte na aula ao me dirigir a meus alunos, todos os seis: "Sabem, a última coisa que quero que vocês pensem no mundo é que estou sempre feliz ou que até o fim do ano vocês vivenciarão um pico constante de felicidade". A suposição por trás da observação daquele aluno — de que uma vida feliz tem de ser desprovida de tristeza ou de qualquer outra emoção desagradável — é comum. Na verdade, há apenas dois tipos de pessoas que não vivenciam emoções dolorosas como tristeza, raiva, frustração, inveja ou ansiedade. O primeiro tipo são os psicopatas. Os psicopatas não sentem toda a gama de emoções humanas; essa é uma de suas limitações. O segundo grupo de pessoas que não experimenta emoções dolorosas são os mortos.

Então, se você está vivendo emoções dolorosas, é um bom sinal. Significa que: 1) você não é um psicopata; e 2) você está vivo.

Não muito tempo depois daquele almoço com o colega de quarto de meu aluno, ocorreu-me a ideia da permissão para ser humano. A partir daí, passei a encarar a questão como um pilar fundamental para uma vida mais feliz. A permissão para ser humano trata de se deixar sentir toda e qualquer emoção, por mais dolorosa que possa ser. Dar a si mesmo essa permissão é admitir: *Estou sentindo isso agora, e tudo bem*. Ou como diz Demi Lovato: "Tudo bem não estar bem".

Dar a si mesmo a permissão para ser humano pode ter a ver com se permitir sentir medo de pegar coronavírus. Ou ansiedade por ter sido demitido do trabalho. Preocupação de que os filhos estejam indo mal na escola. Tristeza pelo diagnóstico positivo de alguém que você ama. Frustração por não poder viajar. Incerteza sobre quando o próximo incêndio florestal ou furacão pode atingir sua comunidade. Pesar por ter perdido contato com um amigo. Ciúme de como sua ex parece estar ótima agora. Aborrecimento porque, pela enésima vez, ninguém parece saber colocar a louça direito dentro da máquina de lavar de sua casa, exceto você. Raiva de que, seja o que for, *não foi isso que você pediu*. Em vez de tentar reprimir essas emoções, é melhor aceitá-las e deixá-las fluir.

Em geral, não tratamos todas as nossas emoções de modo igual; acolhemos as alegres, mas procuramos barrar a entrada daquelas que estão do lado doloroso do espectro. O fato em si de que as emoções dolorosas são comumente chamadas de emoções *negativas* indica a atitude insidiosa e prejudicial em relação a elas.

Parte do problema, especialmente no mundo de hoje, onde as mídias sociais reinam supremas, é presumirmos que todas as outras pessoas estão tendo uma vida maravilhosa o tempo todo. Acreditamos que todo mundo está se destacando e lidando bem com tudo, quando não estão experimentando uma euforia quase constante, enquanto somos os únicos que parecem não conseguir aguentar as pontas. E não queremos parecer anormais: então, escondemos nossa tristeza, nossa ansiedade e nosso medo. *Como é que você está? Estou bem, e você?* Nossa determinação de vestir a máscara da felicidade é, no fim das contas, contraproducente — estamos contribuindo para um grande engano que leva a uma grande depressão.

Quando meu primeiro filho, David, nasceu, o pediatra deu alguns conselhos valiosos. Horas depois do parto, o médico entrou no quarto em que estávamos no hospital para ver como minha esposa e o bebê estavam. Depois de se certificar de que estávamos bem, disse: "Ao longo dos próximos meses, vocês experimentarão toda uma série de emoções, frequentemente extremas. Sentirão alegria e deslumbramento, frustração e raiva, felicidade e irritação. Isso é normal. Todos nós passamos por isso".

Foi o melhor conselho que recebi naqueles primeiros meses como pai. Por quê? Porque, depois de mais ou menos um mês às voltas com um recém-nascido, comecei a sentir um pouco de ciúme de David. Pela primeira vez desde que minha esposa e eu estávamos juntos, lá estava alguém que recebia mais atenção dela do que eu. Não importava o quão exausto e sem dormir e esgotado eu estivesse, não importava quanto eu precisasse dela, as necessidades dele vinham em primeiro lugar. Se o pediatra não tivesse tido aquela conversa com a gente, eu teria pensado comigo mesmo: *Nossa, Tal, mas que pai horrível você é. Você é uma pessoa ruim. Está com ciúme do próprio filho? Que horror.* Mas ouvi a voz do médico no fundo de minha mente, dando-me permissão para ser humano, dizendo: *Isso é normal. Todos nós passamos por isso.* Por causa do conselho dele, fui capaz de permitir que o ciúme fluísse através de mim, e assim aconteceu. Cinco minutos depois, a emoção tinha passado e eu estava aberto para experimentar o amor que eu sentia e que continuo sentindo por meu filho.

Rejeitar as emoções as torna mais fortes

Existe um paradoxo em jogo aqui: quando rejeitamos emoções dolorosas, elas apenas ficam mais intensas. Voltamos a rejeitá--las, e elas ficam ainda mais fortes e nos consomem com mais intensidade. Mas, quando aceitamos e abraçamos as emoções dolorosas, elas não ficam além do necessário. Elas fazem uma visita e vão embora tão rápido quanto chegaram.

Tomemos o luto como exemplo, sem dúvida a mais forte das emoções dolorosas. As pesquisas sugerem que as pessoas que vivenciam o luto se dividem em dois grupos. Um grupo abarca aquelas que são consideradas duronas. Depois de uma perda, elas decidem: "Serei forte. Vou superar isso. Não vou deixar isso me afetar". Vestem a máscara corajosamente, for-çam-se a se erguer e superam a questão. As do outro grupo, aquelas que são consideradas mais molengas e menos duronas, podem dizer: "Essa é a pior coisa que já aconteceu comigo e não sei como vou superar". Elas choram, falam a respeito e viven-ciam suas emoções. Elas desmoronam.

Quando vemos os dois grupos de fora, podemos olhar para o primeiro grupo e pensar: *Uau, elas estão segurando muito bem a barra.* Podemos olhar para o segundo grupo e pensar: *Estou preocupado e espero apenas que elas fiquem bem e se recuperem.* No entanto, um ano ou mais depois, o que a pesquisa sugere é que é provável que o segundo grupo esteja em um estado muito melhor do que o primeiro. O segundo grupo deu a si mes-mo permissão para ser humano e deixou que o processo natural do luto seguisse seu curso.

Por que as coisas funcionam assim, seja para a tristeza, para a ansiedade ou para o ciúme? Por que as emoções doloro-sas diminuem quando as deixamos fluir e ficam mais intensas quando são reprimidas? Aqui está um pequeno experimento. Pelos próximos dez segundos, *não* pense em um elefante rosa. Você sabe de qual eu estou falando, o Dumbo, com os orelhões cor-de-rosa? Bem, não pense em um elefante rosa por mais dois segundos.

Tenho um palpite forte de que você pensou em um elefante rosa. Por quê? Porque, quando uma frase é repetida de novo e de novo, pensamos nela. E quando ouvimos *não pense nisso*, quando tentamos reprimir o pensamento, isso faz com que fiquemos mais propensos a continuar visualizando-o. Faz parte de nossa natureza. Esse fenômeno, descrito pelo psicólogo Daniel Wegner como parte de sua teoria do processo irônico, se aplica da mesma forma às emoções dolorosas.[1] Quando tentamos rejeitar as emoções dolorosas, elas ficam ainda mais fortes e persistem por mais tempo.

Nossas emoções são um fenômeno tão natural quanto a lei da gravidade. Imagine que você acorda a cada manhã e diz a si mesmo: *Para mim chega da lei da gravidade. Eu me recuso a aceitar a gravidade!* O que vai acontecer? Bem, para começo de conversa, você pode cair. E, se você mora em um prédio alto ou gosta de fazer caminhadas nas montanhas, talvez não sobreviva por muito tempo. Mas, mesmo se você sobrevivesse, levaria uma vida de frustração constante. Então, é claro que não rejeitamos a lei da gravidade. Nós a aceitamos. Nós nos resignamos e até brincamos com ela. Imagine a competição de lançamento de dardos ou a modalidade de salto em altura nas Olimpíadas sem a gravidade? Não faria sentido.

Só que não tratamos as emoções dolorosas do mesmo modo. Quando ignoramos o fato de que as emoções são tão parte da natureza humana quanto a lei da gravidade faz parte da natureza física, pagamos um preço alto por essa rejeição.

Quando comecei a lecionar, meu maior desafio era o fato de eu ser introvertido. Fico muito nervoso diante de uma grande plateia, cara a cara ou virtualmente. No começo, quando me preparava para uma aula, dizia a mim mesmo: *Tal, não fique ansioso! Não fique nervoso!* O que você acha que acontecia? Eu ficava mais nervoso ainda. Tinha palpitações. A palma das minhas mãos e minha testa ficavam suadas. Minha mente turbilhava. Mais elefantes cor-de-rosa ficavam voando. Mas, quando comecei a me dar permissão para ser humano — quando aceitei a ansiedade, em vez de tentar afastá-la —, aquelas emoções nervosas, por fim, se dissiparam em vez de aumentar. Antes de dar uma palestra, ainda fico um pouco nervoso, porém, em vez de dizer a mim mesmo, *Tal, não fique nervoso*, agora digo a mim mesmo: *Nossa, estou tão grato por não ser um psicopata e estar vivo!*. A ansiedade, na maior parte das vezes, deixa de me controlar e é substituída pela empolgação.

A teoria das intenções paradoxais de Viktor Frankl leva a teoria do processo irônico de Wegner a um passo a frente: não só não devemos interferir no fluxo de emoções dolorosas como devemos incentivá-las. Por exemplo, se não queremos ficar nervosos, devemos dizer a nós mesmos: *Fique mais ansioso. Essa energia nervosa não é suficiente. Vamos lá, mais ansiedade!* O que é interessante é que, ao incitar a ansiedade — que se trata de fato, mais uma vez, de nos darmos a permissão para senti-la —, a tendência é que ela perca força.

Existe também outro paradoxo em ação. Não é apenas que as emoções dolorosas ficam mais intensas quando as rejeitamos ou evitamos — é também que deixamos de experimentar toda a gama de emoções prazerosas. Todos os nossos sentimentos, sejam prazerosos ou dolorosos, fluem pelo mesmo canal. Se eu rejeitar as emoções dolorosas, se eu tentar reprimi-las e estancá-las, estou obstruindo também o livre fluxo das emoções prazerosas. Como resultado, não estou me permitindo vivenciar toda a minha gama de emoções. Se eu bloquear a inveja, também estou inadvertidamente bloqueando o amor. Se eu restringir a ansiedade, também estou restringindo a empolgação. Se eu reprimir a tristeza, também estou reprimindo o livre fluxo da alegria. Emoções dolorosas e prazerosas são duas extremidades de um mesmo *continuum*; são dois lados da mesma moeda. Nas palavras de Golda Meir, a primeira-ministra israelense de 1969 a 1974: "Aqueles que não sabem como chorar de todo o coração também não sabem rir".

Podemos pensar sobre o sofrimento nos dois níveis em que ele ocorre. O primeiro é a experiência natural e automática de uma emoção dolorosa como a raiva, a tristeza, a frustração ou a ansiedade, as quais todos sentimos de vez em quando. Isso pode acontecer por causa de uma infinidade de eventos que desencadeiam uma reação emocional dolorosa, seja ela por ansiedade antes de uma apresentação que se aproxima ou uma situação perigosa, que resulta da perda de renda ou da perda de um ente querido, e assim por diante. Mas existe um segundo nível de sofrimento, que é infligido quando você está tendo dificuldades com o primeiro nível de sofrimento. Quando você diz a si mesmo *eu não deveria estar sentindo raiva!*, *eu não deveria estar ansioso!* ou *eu não deveria sentir inveja!*, lutar contra a emoção só faz o sofrimento crescer. O *Tao Te Ching: o livro do caminho e da virtude* diz que, se queremos ter uma vida gratificante, precisamos seguir o caminho da natureza, que é fluir com as coisas em vez de lutar contra elas.

Embora o primeiro nível seja uma parte inevitável de ser humano, quando se trata do segundo nível de sofrimento, você tem escolha. Se você aceita a emoção, isenta-se da negação que agrava a dor. Ao se dar permissão para ser humano, você fortalece sua capacidade de lidar com as adversidades, fica mais flexível quando defrontado com emoções dolorosas e se abre para emoções mais prazerosas. Você se torna mais antifrágil. Existem três maneiras específicas de nos dar permissão para sermos humanos quando enfrentamos emoções dolorosas.

1. CHORAR. Deixe suas lágrimas fluírem. Abra as comportas. Simplesmente se feche em seu quarto e chore se é isso que você está com vontade de fazer. Foi demonstrado que o choro é um modo de se acalmar; ele libera substâncias químicas responsáveis pelo bem-estar, como a oxitocina e certos opioides que ajudam a aliviar a tristeza e o estresse.[2]

2. FALAR SOBRE EMOÇÕES DOLOROSAS. Encontre um amigo para conversar pelo Zoom ou alguém que esteja dividindo a casa com você para desabafar. Expresse em vez de reprimir, compartilhe em vez de tentar represar. Simplesmente falar sobre as dificuldades ou desafios que estamos enfrentando — seja com um amigo de confiança ou com um terapeuta — nos ajuda a liberar a tensão e a nos sentirmos de maneira melhor.[3]

3. ESCREVER SOBRE AS EMOÇÕES. Reserve dez minutos ou mais para manter um diário sobre uma experiência difícil pela qual passou ou está passando. Escreva sobre o que sentiu e o que está sentindo; o que você pensou; e o que está passando em sua mente agora. Você não tem de se preocupar com a gramática, as estruturas das frases ou mesmo se está fazendo ou não sentido. Isso é apenas para você mesmo, então simplesmente escreva, faça associações livremente, o que quer que venha à sua mente e ao seu coração.

O psicólogo James Pennebaker, professor da Universidade do Texas, mostrou o imenso impacto de manter um diário.[4] Pennebaker, em seu estudo, fez com que os participantes passassem vinte minutos durante quatro dias escrevendo sobre experiências difíceis. Pennebaker avaliou muitos efeitos, como os níveis de ansiedade dos sujeitos. E o que aconteceu? De início, quando os participantes foram expostos a esse exercício com o diário, seus níveis de ansiedade aumentaram. É provável que isso se deva ao fato de estarem trazendo à tona eventos que tinham ocorrido no passado e que podiam ter ficado guardados em algum lugar do subconsciente. A princípio, ao ver os resultados, Pennebaker ficou receoso de poder estar prejudicando seus sujeitos. Contudo, muito pouco tempo depois durante a semana, os níveis de ansiedade dos participantes começaram a cair. Depois eles despencaram abaixo do nível inicial. Eles mantiveram essa queda até *um ano depois*. Aqueles oitenta minutos de intervenção tinham produzido um impacto positivo duradouro no bem-estar deles.

Incentivo você a reservar um tempo para manter um diário e escrever sobre as próprias experiências difíceis. E se seu diário ficar repetitivo? Não tem problema! Fique tranquilo, pois, mesmo que você se flagre registrando o tempo todo emoções parecidas, está fazendo progresso. Pense nisso da seguinte maneira: como você aprende a tocar piano? Como você se aprimora? Por meio da prática, por meio da repetição. Você não diz a si mesmo: *Tudo bem, vou me sentar e tentar tocar esta peça difícil de Rachmaninoff, mas só uma vez.* Para compreender a peça totalmente, para processá-la, você tem que tocá-la várias vezes. Da mesma forma, em alguns momentos você tem que escrever sobre uma experiência difícil diversas vezes antes de processá-la completamente e entender pelo que você está passando.

Nas semanas confusas e caóticas em que estivemos em lockdown no mês de março de 2020, isolando-nos como reação à primeira onda do coronavírus, encontrei bastante conforto na poesia. Introduzimos alguns rituais em nossa casa para nos ajudar a passar pelos momentos difíceis; um deles era que todas as noites líamos um poema juntos. Bem no início, lemos "The Guest House", de Rumi, o poeta sufi do século XIII. No poema, Rumi incita-nos a acolher toda e qualquer emoção e pensamento, da mesma forma que receberíamos bem um hóspede em nossa casa, com o coração e a mente abertos: "Seja grato pelo que vier". Ler um poema pode ser um ritual incrivelmente reconfortante, seja em família ou sozinho. A poesia é um meio especialmente relevante para refletir durante épocas difíceis porque ela apresenta a situação em uma linguagem deliberada e sem filtros. Ela trata de experiências brutas, emoções brutas.

Para vivenciar a felicidade verdadeira, devemos primeiro acolher a infelicidade. A permissão para ser humano é o fundamento para construir uma vida mais feliz, aconteça o que acontecer.

ACEITAÇÃO ATIVA

Aceitar toda a sua gama de emoções humanas não é um convite para abraçar a resignação. Ou seja, não se trata de jogar as mãos para o alto e dizer: "Bem, estou sentindo tristeza e raiva agora, e é só isso que eu posso fazer. É uma droga ser eu mesmo". Em vez disso, eu o incentivo a adotar a abordagem da *aceitação ativa*.

A aceitação ativa diz respeito a abraçar a emoção e, então, escolher o curso de ação mais apropriado. Não há nada de errado em experimentar emoções dolorosas, do mesmo modo como não tem nada de errado com a lei da gravidade. Ambos são fenômenos naturais. A questão é: o que fazemos em relação a esses fenômenos naturais? Resignamo-nos à gravidade e simplesmente caímos ou criamos escadas, pontes, aviões? Sucumbimos a uma emoção dolorosa ou optamos por um curso de ação apropriado?

Em última instância, a ação excede a emoção; o que fazemos é mais importante do que aquilo que sentimos. Sentir ciúme do meu filho ou do meu melhor amigo, por exemplo, não me torna um pai ou um amigo ruim. O ciúme pode não ser agradável, mas não tem nada de imoral em experimentar esse sentimento; ele apenas é o que é. Só que agir de acordo com o ciúme e magoar meu filho ou meu amigo seria uma história completamente diferente.

Parte do paradoxo que expus antes — de que as emoções dolorosas ficam mais intensas quando são rejeitadas — é que, quando rejeitamos as emoções dolorosas, elas se tornam mais propensas a nos controlar, mas, quando aceitamos as nossas emoções, temos mais controle sobre nossas ações posteriores. As pessoas que rejeitam o sentimento de medo são menos propensas a agir com coragem. As pessoas que rejeitam o fato de que podem sentir raiva de outras pessoas são mais propensas a explodir de fúria. Por outro lado, as pessoas que aceitam seu medo têm mais probabilidade de se impor e de agir com ousadia: coragem *não é* não ter medo, mas *ter* medo e seguir em frente mesmo assim. Aqueles que aceitam sua raiva porque são humanos têm mais probabilidade de agir de modo generoso e benévolo com outras pessoas.

Digamos que você esteja ansioso por causa do coronavírus ou de outra ameaça a sua saúde. Se você simplesmente pensar consigo mesmo *"Eu não devo ficar ansioso"* ou *"Não se preocupe"*, bem, você já sabe o que vai acontecer. A preocupação e a ansiedade aumentarão e podem com o tempo se tornar um pânico que irá consumi-lo. Ao passo que se você admitir *"Eu estou ansioso e preocupado com esse vírus"*, ou simplesmente *"Sou humano"* e se permitir vivenciar a emoção, pode optar pelo curso de ação mais apropriado.

VOCÊ NÃO É SUAS EMOÇÕES

Aprender a observar as emoções dolorosas que estamos experimentando é um elemento importante para darmos a nós mesmos permissão de sermos humanos e consequentemente a chave para a cura emocional. Por meio da observação, aprendemos a nos separar daquilo que estamos sentindo, seja o que for, e deixamos de acreditar em *"Sou a emoção"* para acreditar em *"Estou tendo uma emoção"*. Ao encarar a emoção da mesma forma que olharíamos para um objeto, percebemos que, assim como não somos uma chama, uma respiração ou uma pedra, não somos uma emoção.

Essa não é uma questão trivial ou mera semântica. Quando falamos sobre emoções, o fato de fundirmos quem somos com aquilo que sentimos — como em "Eu sou triste" ou "Eu sou invejoso" — torna mais desafiador simplesmente abandonar a emoção. Com uma mudança de perspectiva — de "Eu sou triste" para "Eu tenho tristeza", de "Eu sou invejoso" para "Eu tenho inveja" —, fica muito mais fácil nos libertarmos da emoção porque não estamos fundidos a ela. Não formamos uma única coisa com nossas emoções e, portanto, abandoná-las não significa abrir mão de quem somos.

Como foi discutido no capítulo anterior a respeito de relacionamentos, as palavras criam mundos: nossa linguagem impacta a maneira como pensamos, sentimos e agimos. É importante mudarmos nossa linguagem de modo que fique claro "Eu não sou minha emoção", mas, sim, "Eu tenho uma emoção". Afinal de contas, por acaso penso "Eu sou a dor de cabeça" quando minha cabeça dói? Do mesmo modo como "Eu tenho dor de cabeça", também tenho tristeza ou inveja ou qualquer outra emoção.

Quando observamos uma emoção que estamos sentindo, no que nos concentramos exatamente? Uma emoção está associada a pensamentos (um componente cognitivo) e a sensações (um componente físico). A ansiedade, por exemplo, gera experiências físicas, como uma sensação de aperto na garganta, o estômago revirado ou uma tensão nos ombros ou na lombar. A soma total dos pensamentos cognitivos e das sensações físicas é aquilo que chamamos de emoção.

Mark Williams, psicólogo da Universidade de Oxford, no livro *The Mindful Way Through Depression*, de que é coautor, escreve sobre observar a sensação física associada à doença psicológica: "Quando se passa de tentar ignorar ou eliminar o desconforto físico para prestar atenção com uma *curiosidade amistosa*, podemos transformar nossa experiência".[5] A curiosidade amistosa significa não lutar contra a sensação ou dar as costas para ela, mas, sim, se separar dela e observá-la. É olhar para a manifestação física da emoção — a sensação de aperto na garganta ou o estômago revirado — como você olharia para uma obra de arte, um cachorro brincando ou um rio correndo, e dizer para si mesmo algo como: *Ah, nossa, olha só isso, mas que interessante!* Isso não significa que a experiência emocional não seja dolorosa, só que você continua com a dor e a observa com a mente e o coração abertos. Você, então, percebe que é o observador; a sensação é o objeto de observação. Em outras palavras, você não é a sensação — ao observá-la, você se distancia e se distingue dela.

Você pode olhar com os mesmos olhos da curiosidade amistosa ao observar pensamentos como *"Eu estou sentindo ansiedade"*, *"O que é que eu posso fazer agora?"*, *"Eu queria que essa dor já tivesse ido embora!"* ou *"Por que estou me sentindo desse jeito?"*. Ao simplesmente olhar para esse burburinho, você mais uma vez reconhece que é o observador; o pensamento é o objeto observado. O pensamento não é você. Ao aprender a tão somente observar as nossas emoções, cultivando a habilidade de concentrar e de reorientar nossos pensamentos e sensações sem julgamento, podemos nos libertar do segundo nível de sofrimento, da dor que produzimos além da que é natural.

Existe outro benefício importante em observar suas emoções, além de ajudá-lo a se dar conta de que você é algo à parte delas. Ao prestar atenção nelas, você reconhece a verdadeira natureza impermanente e temporária de suas emoções, e não permanente e onipresente: esse sentimento, essa situação, não durará para sempre. A ideia de impermanência é central no pensamento budista. Impermanência significa aprender a encarar as emoções como temporárias. Nem sempre é fácil fazer isso. Às vezes, as nossas emoções são tão fortes que não conseguimos ver uma maneira de apaziguá-las ou extingui-las de todo. E acreditamos que, assim como o Sol, elas estão aqui para ficar — senão alguns bilhões de anos, até que a morte nos separe. Nossos pensamentos e nossas sensações são de tal

SEJA MAIS FELIZ, ACONTEÇA O QUE ACONTECER 167

maneira parte da nossa vida que muitas vezes parecem ser mais reais do que objetos concretos — mas, quando nos familiarizamos com a verdadeira natureza delas, nos damos conta de que não são. A meditação é uma excelente maneira de praticar a observação e de se familiarizar com a verdadeira natureza das nossas emoções.

Cada emoção tem um começo e um fim, um fluxo e um refluxo, uma ascensão e uma queda. Ao observar o curso natural delas, percebemos que os pensamentos e as sensações não são estruturas fixas que nunca desaparecem e nunca mudam, mas, sim, fazem aparições. Assim como elas vêm, elas vão. Matthieu Ricard, professor de meditação e escritor, diz que as emoções são "apenas elementos temporários e circunstanciais da nossa natureza".[6]

A diferença entre um indivíduo mais feliz e um indivíduo deprimido costuma se resumir a como eles experimentam as emoções dolorosas: a pessoa que está deprimida sente desamparo — "Pouco importa o que eu faça, esse sentimento veio para ficar". O indivíduo mais feliz também sente emoções dolorosas, mas a diferença principal é que eles sabem que "tudo passa".

GRATIDÃO

O poeta libanês-americano Khalil Gibran escreve que somos todos como recipientes com a capacidade de experimentar tanto a tristeza quanto a alegria. Sempre que sentimos tristeza, estamos extraindo um pouco mais do interior do recipiente, o que significa que temos uma capacidade maior para sentir alegria posteriormente. Mais uma vez, quando nos permitimos vivenciar tristeza, raiva, ansiedade e medo, também estamos expandindo nossa capacidade de experimentar alegria, amor, empolgação e esperança.

Cultivar emoções prazerosas é importante tanto nos momentos bons quanto nos difíceis, agora ou em qualquer outro momento. Além do fato de que faz bem se sentir bem, as emoções prazerosas têm outro propósito — energizar-nos e ampliar as possibilidades que vemos diante de nós. Barbara Fredrickson, psicóloga e professora da Universidade da Carolina do Norte, sugere que: "Por meio da vivência de emoções positivas, as pessoas se transformam, tornando-se indivíduos mais criativos, versados, resilientes, socialmente integrados e saudáveis".[7] Uma das maneiras mais simples de transformar a nós mesmos é por meio da prática da gratidão. Mantenho um diário da gratidão há mais de duas décadas — desde 19 de setembro de 1999, para ser exato. Dei início a ele porque Oprah se derramou em elogios a respeito em um de seus programas. E foi só alguns anos mais tarde, em 2003, que a pesquisa em psicologia provou os benefícios de manter um diário da gratidão. Manter um diário todos os dias, ou mesmo um semanal, pode nos deixar mais felizes, mais otimistas e mais propensos a alcançar nossos objetivos. Isso nos torna mais bondosos e generosos em relação às outras pessoas, bem como fisicamente mais saudáveis.[8]

Como uma intervenção tão simples pode ter um impacto tão poderoso em nosso bem-estar? Fundamentalmente, coisas boas e coisas ruins acontecem com todo mundo. Pelo menos até certo ponto, é aquilo em que escolhemos nos concentrar que determina quão felizes somos. Manter um diário da gratidão não afeta apenas aqueles poucos minutos quando você está pensando e escrevendo sobre as coisas boas da sua vida e sobre as coisas de que deseja desfrutar. O alcance desse método vai muito além. É o começo daquilo que Robert Emmons, especialista em gratidão e professor de psicologia da uc Davis, descreve como uma espiral ascendente da positividade: expresso gratidão e assim me sinto melhor, então sou mais agradável com outra pessoa e essa pessoa é mais agradável comigo, e eu me sinto ainda melhor. E então faço meu trabalho um pouco melhor e, como consequência, sou mais gentil com meus filhos, sinto-me mais realizado, e assim por diante. Uma pequena experiência positiva pode mudar o curso do nosso dia de uma trajetória descendente para uma espiral ascendente.

Expressar gratidão é um recurso útil especialmente quando a vida está difícil e tudo a seu redor parece sombrio. Uma premissa básica da ciência da felicidade é que, em todas as situações, você pode encontrar algo pelo qual ser grato — mesmo que seja apenas agradecer por ter sobrevivido a mais um dia. Mesmo que a situação pareça ruim, quando você se concentra em alguns aspectos em que está indo bem, pode fazer com que a espiral se torne ascendente. Uma única vela pode iluminar todo um quarto escuro.

Enquanto mantém seu diário da gratidão, você não precisa cair na armadilha da monotonia, apenas refazendo os gestos de registrar observações sem sentir emoção. Mas como manter a atividade interessante? Em primeiro lugar, você pode encontrar novas situações em que focar e pelas quais expressar gratidão — o mundo é muito rico e sempre há algo novo que podemos valorizar. Em segundo lugar, mesmo que esteja repetindo as situações pelas quais é grato, você ainda pode experimentar a renovação ao visualizá-las e saboreá-las. Pode fechar os olhos e imaginar aquilo pelo que você é grato. Quando você vislumbra ativamente o que está escrevendo

— quando ativa o córtex visual do cérebro — não se permite entrar no piloto automático.[9] Então, reserve um tempo, até mesmo alguns segundos, para saborear e se conectar. Digamos que eu gostaria de expressar gratidão por meus filhos, David, Shirelle e Eliav. Começo trazendo a imagem deles à mente e saboreando meu amor por eles em meu coração. Conecto-me com esse amor e sinto o benefício do que Barbara Fredrickson chama de *positividade profunda*.[10] Então anoto os nomes deles em meu diário da gratidão. A essa altura, a gratidão é real. Por outro lado, se eu simplesmente escrever sem fazer uma pausa para sentir a emoção, é provável que não seja tão eficaz.

Uma forma de gratidão extremamente útil é comemorar suas vitórias — mesmo as pequenas ou as mundanas. Uma pesquisa de Teresa Amabile, professora de Harvard, e de Steven Kramer, psicólogo do desenvolvimento, sugere que reservar tempo para refletir sobre algo significativo em que você fez progresso durante o dia o torna mais produtivo e mais criativo e aumenta a satisfação no trabalho.[11] O progresso significativo não precisa ser um progresso enorme rumo a algum objetivo grandioso; qualquer contribuição para alguma coisa que valha a pena serve, como uma boa reunião com um cliente ou avançar ligeiramente no desenvolvimento de um projeto. O "princípio do progresso" também pode ser aplicado à vida pessoal. Seja porque você lavou três levas de roupa, ensinou seu filho a amarrar os sapatos ou, finalmente, pintou sua sala de estar — tudo isso conta. Não subestime as coisas boas em qualquer uma das áreas de sua vida — seja grato por qualquer progresso extra que alcançar.

Você pode estar pensando: *Isso tudo parece legal, mas não tenho tempo para manter um diário da gratidão!* Você não precisa dedicar muito tempo ao seu diário — apenas dois ou três minutos por noite é o suficiente. Experimente, mesmo que você só consiga fazer um registro uma ou duas vezes por semana — o efeito vai surpreendê-lo. Além do mais, se transformar a escrita no diário da gratidão em uma prática regular, ao longo do dia você vai começar a identificar situações que mais tarde colocará em seu diário. Isso vai te ajudar a estar mais presente. Reconhecemos gratidão em família pelo menos uma vez por semana, um depois do outro ao redor da mesa de jantar, cada um compartilha as coisas pelas quais são gratos. Sei que ao longo da semana meus filhos identificam as situações pelas quais são gratos, fazendo anotações mentais de coisas que mais tarde compartilharão com o restante da família. Esse exercício simples pode ser um ritual valioso para fazer sozinho ou com outras pessoas, em casa ou no trabalho, em tempos bons ou em épocas difíceis.

A FELICIDADE É CONTAGIOSA

No início da década de 1990, diversos cientistas italianos isolaram um único neurônio no cérebro de um macaco. Sempre que o macaco levava a mão em direção à boca, esse neurônio específico se ativava. Um dia os cientistas perceberam que o neurônio estava se ativando, mas que o macaco estava sentado quieto. A princípio, eles pensaram que era algum tipo de falha técnica. Mas então alguém se deu conta do que estava acontecendo: um cientista no laboratório estava comendo um sorvete de casquinha. Cada vez que o macaco via o cientista erguer a mão, o neurônio dele se ativava, reagindo como se o próprio macaco estivesse fazendo aquilo. Eles tinham descoberto acidentalmente os neurônios-espelho.[12]

Hoje, muitas pesquisas depois daquela, a importância desses neurônios-espelho é entendida de modo mais completo. Eles são as células cerebrais que estão na base da empatia e do aprendizado em si; é assim que os bebês aprendem imitando uns aos outros. São também, como se descobriu, um dos impulsionadores essenciais do contágio emocional. Uma emoção em uma pessoa é capaz de desencadear a mesma emoção em outra. Então, quando estamos animados e abrimos um sorriso ou gargalhamos alto, em geral também estamos melhorando o humor das pessoas ao nosso redor.

Expressar gratidão, portanto, não cria apenas uma espiral interna ascendente, mas também uma externa. Quando expressamos gratidão, sentimo-nos melhor; quando nos sentimos melhor, por meio do contágio emocional, outras pessoas também se sentem; e, quando elas se sentem melhor, nossos neurônios-espelho reagem e, por sua vez, nosso humor melhora como resposta. E assim por diante...

Escreva uma carta de agradecimento

Outra intervenção poderosa para levar você e outras pessoas em uma espiral ascendente é escrever uma carta de agradecimento. O professor Martin Seligman pediu que seus alunos escrevessem uma carta para uma pessoa a quem fossem gratos. Naquela carta, deveriam explicar o motivo de sua gratidão, o que apreciam na outra pessoa e depois idealmente ler a carta para o destinatário. Seligman diz que, nas décadas em que lecionou, nunca tinha testemunhado emoções tão poderosas resultantes de um exercício que propôs. Assim, ele fez uma pesquisa a respeito do assunto com seus colaboradores.[13] Não é de surpreender que descobriram que a atividade tem um impacto real e duradouro na pessoa que escreve e na que recebe a carta, bem como no relacionamento entre as duas.

A cada ano, peço para os meus alunos da graduação que escrevam uma carta de agradecimento a alguém. Pode ser para o pai ou a mãe, um amigo, um mentor ou qualquer outra pessoa que apreciam. O impacto desse exercício simples é bastante notável. Aqui está um exemplo: John (nome fictício) era um aluno que cursava minha matéria. Ainda que houvesse por volta de mil alunos cursando minhas aulas — isso aconteceu anos depois de minha primeira experiência com seis alunos —, eu sempre avistava John quando ele entrava na sala de aula. Era um camarada grande, integrante do time de futebol americano de Harvard. Sempre chegava sozinho, sentava-se no fundo e, no fim da aula, ia embora sem abrir o bico, até uma semana depois de eu passar o exercício da carta de agradecimento. Naquela terça-feira, enquanto eu recolhia as minhas anotações e o computador ao final da aula, ele se aproximou de mim no tablado e perguntou se podia falar comigo em meu horário de atendimento. Respondi que sim, é claro. No dia seguinte na minha sala, ele disse: "Professor, essa é primeira vez em meus três anos de Harvard que recorro ao horário de atendimento". Sua visita era para compartilhar comigo a experiência da carta de agradecimento que tinha escrito. Ele me contou que escrevera para o pai e que fora para casa no fim de semana para ler a carta para ele. Então baixou os olhos e, quando levantou a cabeça, vi que havia uma pequena lágrima em seu olho. Ele disse: "Depois que li a carta para meu pai, ele me abraçou". John fez mais uma pausa, antes de continuar: "Ele me abraçou pela primeira vez desde que eu tinha oito anos". Ele me agradeceu, se levantou e foi embora.

Outra aluna, Debbie (nome fictício), escreveu uma carta de agradecimento para a técnica de basquete de sua escola primária. A treinadora tinha se aposentado havia muito tempo e Debbie disse que ler a carta para ela fez com que a técnica parecesse dez anos mais nova.

Pense em quem tem sido importante para você durante a formação de sua vida. E se você escrevesse uma carta de agradecimento, uma carta para agradecer a alguém que lhe deu muito? Mesmo que você escreva para uma pessoa que já não esteja viva, uma carta de agradecimento ainda tem impacto sobre a pessoa que a escreve, porque você acessa essa apreciação profunda e autêntica. Então escreva essa carta para alguém que mudou sua vida para melhor. Leia para ela, quer seja pessoalmente ou conectando-se por meio da tecnologia. Ou você pode simplesmente mandar a carta por e-mail. O efeito que uma carta de agradecimento tem sobre a pessoa que a escreve e sobre aquela que a recebe é poderoso. Ela não só afeta seu bem-estar emocional, como também lhe transmite um senso de significado (bem-estar espiritual) e aproxima você do destinatário (bem-estar relacional). Ela até fortalece seu sistema imunológico (bem-estar físico). Se você puder fazer uma carta dessas regularmente, mesmo que uma vez a cada poucos meses, ela pode de fato alavancar seu crescimento integral.

E se as escolas introduzissem a prática de escrever uma carta de agradecimento como parte do currículo delas? E se os gerentes, dando o exemplo, incentivassem os funcionários a expressar gratidão em relação a seus colegas e clientes? Nosso mundo seria um lugar melhor, mais bondoso, mais feliz e mais saudável.

Cultivar a esperança

Por fim, a gratidão não se refere apenas ao passado — agradecer a uma pessoa por algo que ela fez ou rever as situações de seu dia. Ela também se refere ao futuro. Os psicólogos Hadassah Littman-Ovadia e Dina Nir fizeram um estudo pedindo que as pessoas escrevessem três coisas pelas quais ansiavam durante o dia.[14] Podiam ser coisas grandes ou pequenas — podia ser uma ligação para um amigo, a leitura de um poema ou o almoço. Não importa o que: apenas três coisas pelas quais ansiavam.

As pessoas que realizaram essa atividade não sentiram um pico em suas emoções prazerosas. Mas *de fato* sentiram menos emoções dolorosas e foram menos pessimistas. Por que é que isso aconteceu? Quando temos alguma coisa pela qual ansiar, que é uma das razões para se escrever um diário positivo sobre o futuro, fomentamos a esperança. E, quando temos esperança, somos por definição menos pessimistas. Além do mais, ficamos mais resistentes, já que a tristeza que todos nós sentimos às vezes — a menos que sejamos psicopatas ou estejamos mortos — não se degenera e vira depressão. Mais uma vez, a diferença entre a tristeza e a depressão é que a depressão é a tristeza sem esperança.

Minha palavra preferida em inglês é *appreciate*, que tem dois significados. Podemos usá-la para dizer obrigado por alguma coisa, ser grato por ela — e isso é algo importante a fazer. O antigo filósofo romano Cícero dizia que a gratidão era o pai e a mãe de todas as virtudes. Em praticamente todas as religiões existe uma ênfase em ser agradecido, ser grato, não subestimar as coisas. Esse é o primeiro significado da palavra *appreciate*. O segundo significado é aumentar de valor. Por exemplo, o valor de nossa casa ou de nosso dinheiro no banco, com sorte, "*appreciates*". A economia em tempos saudáveis "*appreciates*". Aumenta, cresce.

Os dois significados da palavra *appreciate* estão ligados. Hoje temos dados que provam que, *quando se aprecia o bem, ele cresce*. Quando você é grato pelas coisas boas em sua vida, quando não as subestima, o bem presente em sua vida aumenta. Infelizmente, o contrário também acontece: quando não se aprecia o bem, o bem se deprecia e experimentamos menos dele em nossa vida. Felizmente, mesmo em épocas difíceis, sempre existe alguma coisa pela qual ser grato, algo de bom em sua vida que você pode apreciar.

Helen Keller nasceu com os sentidos intactos, mas aos dezenove meses teve uma doença que a deixou permanentemente cega e surda. Durante cinco anos, Keller viveu em um mundo que não fazia sentido algum para ela, até que uma professora, Anne Sullivan, ajudou Keller a entender o conceito das palavras e da linguagem. Essa descoberta impactante tornou finalmente possível que Keller se comunicasse e compartilhasse seu rico mundo interior com o mundo exterior, assim como captasse e internalizasse o mundo exterior. Em seu ensaio "Três dias para ver", Keller escreve sobre o que faria se pudesse ter três dias nos quais pudesse de fato ver e ouvir novamente.[15] Esse ensaio inspirador é uma celebração da apreciação e um curso de gratidão em si mesmo. Mais do que qualquer outro escrito com que me deparei, ele nos lembra de sermos gratos por aquilo que temos.

No ensaio, Keller conta a história de uma amiga que foi visitá-la em Cambridge, em Massachusetts, onde ela morava.

A amiga foi dar um passeio na floresta e, quando voltou, Keller perguntou o que ela tinha visto. A amiga respondeu: "nada de especial". Então, Keller pensou:

> *Como era possível, eu perguntei a mim mesma, caminhar durante uma hora pelo bosque e não ver nada digno de nota? [...] Se eu consigo tirar tanto prazer de um mero toque, muito mais beleza deve ser revelada por meio da visão. No entanto, aparentemente aqueles que têm olhos veem pouco. A paisagem de cores e ações que compõem o mundo é subestimada. Talvez seja humano apreciar pouco aquilo que temos e ansiar por aquilo que não temos, mas é uma grande pena que no mundo da luz o dom da visão seja usado tão somente como uma mera conveniência em vez de como um meio de acrescentar plenitude à vida.*

"Três dias para ver", de Helen Keller, foi publicado originalmente na *Atlantic Monthly* em 1933. Leia o ensaio sozinho, leia em voz alta com sua família, mas apenas leia. E, depois, dê uma olhada ao redor. Ouça, toque, prove, cheire — experimente os dons que o mundo oferece usando cada um dos sentidos. Há momentos na vida em que nos sentimos em desvantagem — e é nesses momentos que nosso foco pode se beneficiar de um leve redirecionamento. Esse ensaio pode nos guiar na direção de um novo olhar sobre o que sempre esteve lá, dentro de nós e à nossa volta. Por que não imprimir esse ensaio e deixá-lo perto de você, em sua mesa de trabalho, na geladeira ou na mesinha de cabeceira? Você pode lê-lo sempre que precisar de um lembrete para saborear e apreciar tudo o que a vida tem a oferecer.

Check-in do efire
Bem-estar emocional

Siga os três passos do Check-in do EFIRE — atribuir, descrever e prescrever — concentrando-se no bem-estar emocional. Comece refletindo sobre as seguintes questões:

Você vivencia emoções agradáveis?
Você abraça emoções dolorosas?
Você subestima muito do que tem na vida?
Você aprecia tudo o que tem?

Com base em suas reflexões, determine em que grau você vivencia o bem-estar emocional e, em seguida, *atribua* uma pontuação de 1 a 10, em que 1 corresponde a muito pouco ou muito raramente e 10 corresponde a bastante ou com muita frequência. Após atribuir uma pontuação, *descreva* por escrito por que você se deu essa pontuação. Então, *prescreva* uma maneira de aumentar sua pontuação, a princípio em apenas 1 ponto. Os exemplos podem incluir a introdução de um exercício diário ou semanal de gratidão, escrever uma carta de agradecimento uma vez por semana ou a cada dois meses, manter um diário no qual possa expressar suas emoções e permitir que elas fluam livremente ou meditar por alguns minutos todos os dias como forma de aceitá-las. Faça esse check-in uma vez por semana.

Seja mais feliz, aconteça o que acontecer

Conclusão
Seguir em frente

Viver feliz é um poder íntimo da alma.

Marco Aurélio

Peter Drucker é considerado por muitos o pai dos estudos de administração modernos. Ele nasceu em 1909 e morreu em 2005, uma semana antes do seu 96º aniversário. Ao longo de sua vida, Drucker viajou pelo mundo, falando para centenas de milhares de administradores e líderes. No entanto, em seus últimos anos, ele preferiu não viajar muito, então, em vez de sair para falar com as pessoas, ele fez com que elas fossem até ele. ceos da Fortune 500, líderes políticos, grupos de executivos seniores, todos se juntavam em Claremont, na Califórnia, para passar um fim de semana mágico com o grande mestre da administração.

O modo como Drucker dava início a esses fins de semana era contando aos participantes que, na segunda-feira, quando retornassem para as suas vidas, suas casas e seus escritórios, não queria que telefonassem para ele para se derramar em elogios sobre os momentos incríveis que tinham passado. Em vez disso, queria que lhe contassem quais novos comportamentos estavam adotando. Ele dizia: "Na segunda-feira, não me diga como foi ótimo; me diga o que você está fazendo de diferente".

Por quê? Porque, depois de mais de sessenta anos no ramo da promoção da mudança, Peter Drucker entendeu que a maioria dos esforços de mudança não dá certo, que um insight depois de um retiro de fim de semana ou de um livro de autoajuda, não importa o quanto tenha sido excelente, costuma não acarretar nada além de um efeito de lua de mel. Não interessa quão poderosa seja uma experiência de aprendizado: a maioria das pessoas volta para o ponto em que estava antes da experiência.

Para efetivamente promover mudanças, ter um momento revelador de insight não é o suficiente. Devemos, sim, colocar o insight em prática, tentar as coisas, experimentar.

Aqui está uma rápida recapitulação dos cinco componentes do EFIRE. Enquanto estiver lendo a lista, pensando em algumas das ideias que exploramos neste livro, pergunte a si mesmo: o que posso fazer de modo diferente em cada componente que me ajude a ficar mais feliz, aconteça o que acontecer?

BEM-ESTAR ESPIRITUAL. Podemos infundir significado e importância — um sentimento de propósito — em quase tudo o que fazemos. Podemos mudar a maneira como enxergamos nosso trabalho, de um serviço ou uma carreira para um chamado. Da mesma forma, podemos encontrar o aspecto espiritual em nossas atividades diárias. Tudo o que fazemos, não importa quão mundano possa parecer, pode ser vivenciado como algo elevado se o fizermos com atenção plena ou mindfulness. Seguindo a mesma linha do argumento que diz que utilizamos apenas uma pequena porcentagem de nossa capacidade cerebral, eu diria que utilizamos apenas uma pequena porcentagem da capacidade espiritual que existe em cada momento. Preste atenção e esteja presente.

BEM-ESTAR FÍSICO. Lembre-se: o estresse não é o problema. O problema é quando não nos recuperamos o suficiente. Podemos nos recuperar no nível micro, com uma sessão de respiração de trinta segundos ou uma pausa de quinze minutos. Podemos experimentar uma recuperação de nível médio, por meio de uma boa noite de sono ou tirando um dia de folga; e podemos aproveitar uma recuperação de nível macro, mais longa, saindo de férias (que não precisam envolver uma viagem). Não se esqueça da importância de praticar exercícios físicos — sobretudo durante épocas estressantes. Exercitar nossos músculos é bom, torna-nos mais fortes. É disso que se trata a antifragilidade.

BEM-ESTAR INTELECTUAL. A curiosidade e a abertura para as experiências ajudam-nos a aproveitar ao máximo o que a vida tem para oferecer. Uma das aflições mais danosas do mundo moderno é que o aprendizado aprofundado abdicou de seu lugar a favor do aprendizado superficial. A maioria das pessoas acredita não ter tempo o bastante e não ter paciência para se envolver profundamente com um livro, uma obra de arte ou a natureza. Só que esse tipo de envolvimento profundo é essencial para o ser integral e além — desde ser bem-sucedido nos negócios até desfrutar de relacionamentos duradouros. Por fim, ser livre para cometer falhas e aprender com o erro é o segredo para o crescimento e, por sua vez, para uma vida mais feliz.

BEM-ESTAR RELACIONAL. O principal indicador de felicidade são os relacionamentos íntimos. Mesmo que não possamos sair com nossos amigos ou desfrutar tanto tempo da companhia deles quanto gostaríamos, ainda podemos dar passos para aprofundar nossos relacionamentos. Quando ouvimos de fato, quando estamos sendo ouvidos, quando compartilhamos e nos abrimos, fomentamos nossos relacionamentos. E podemos também fazer isso virtualmente. Da mesma maneira, quando doamos, quando ajudamos — quando somos generosos e bondosos —, ficamos mais felizes e nossos relacionamentos melhoram. Não se esqueça de que as crises são importantes. Relacionamentos duradouros não são aqueles em que tudo é perfeito, mas aqueles em que você aprende a abrir caminho por entre os conflitos e a crescer com eles.

BEM-ESTAR EMOCIONAL. A permissão para ser humano — permitindo-nos vivenciar toda a gama de emoções humanas — é sempre valiosa e é, sem dúvida, importante em épocas difíceis quando as emoções são mais extremas e mais complexas. Quando rejeitamos as emoções dolorosas, elas não só se tornam mais intensas, como também rejeitamos inadvertidamente as emoções prazerosas que fluem por nosso canal emocional único. Uma das melhores maneiras de cultivar nosso bem-estar emocional é expressar mais gratidão — uma intervenção poderosa que cria espirais ascendentes benéficas em nossas vidas.

Cada componente do EFIRE impacta os outros e é impactado por eles. Essa interconexão é em si uma fonte de esperança, porque, quando identificamos os elementos de um todo, identificamos os trampolins para a mudança. O Check-in do EFIRE pode ajudá-lo a identificar pontos para dar esse salto. Ele lhe fornece uma espécie de relatório resumido de seu ser integral em geral e, por seu intermédio, pode esclarecer suas ações subsequentes. Recomendo que continue fazendo esse check-in consigo mesmo regularmente. À medida que segue realizando mudanças adicionais em sua vida, você pode ficar não apenas mais feliz, mas também mais otimista e com mais esperança em relação ao futuro.

A CORRENTE DO BEM

Agora que você aprendeu sobre os componentes do EFIRE, por que não compartilhar essas estratégias com aqueles com quem você se importa? Por que não fazer uma corrente do bem? A mensagem básica do filme *A corrente do bem* é que uma pessoa pode fazer uma gigantesca diferença ao explorar ao máximo a natureza exponencial das interações humanas. Um estudante, interpretado por Haley Joel Osment, inventa um projeto escolar para mudar o mundo fazendo algo de bom para três pessoas e, em troca, pedindo-lhes que repassem a boa ação para outras três pessoas, a quem então se solicita fazer o mesmo, e assim por diante. A ideia é simples e brilhante.

A maioria das pessoas subestima a própria habilidade, ou a de um pequeno grupo de pessoas, de realizar mudanças. Pesquisas em psicologia social desenvolvidas por Charlan Nemeth, Serge Moscovici e muitos outros, ilustram o poder da minoria — seja um pequeno grupo ou um indivíduo — de fazer a diferença e de causar um impacto significativo.[1] Em uma linha parecida, o filósofo Ralph Waldo Emerson observou: "Toda a história é um registro do poder das minorias, e das minorias de um só". E como a antropóloga Margaret Mead supostamente apontou: "Nunca duvide de que um pequeno grupo de cidadãos conscientes e engajados possa mudar o mundo; na verdade, sempre foi assim que o mundo mudou".[2]

Um único indivíduo ou um pequeno grupo possuem a capacidade de promover mudanças sociais difundidas por causa da natureza exponencial das redes humanas. Veja o exemplo dos sorrisos que se difundem: se você fizer três pessoas sorrirem e elas, por sua vez, fizerem três pessoas diferentes sorrirem, e cada uma dessas nove fizer mais três sorrirem, então, em vinte interações, você alcançará a população mundial. Você pode aumentar radicalmente sua chance de influenciar pessoas no mundo todo se fizer quatro ou dez pessoas sorrirem. Pela mesma lógica, se você elogiar genuinamente três ou dez pessoas, elas se tornam mais propensas a fazer o mesmo pelos outros e do mesmo modo a espalhar a bondade e a felicidade.

A felicidade é contagiante; e, assim, todas as pessoas com quem você interage e as quais impacta se tornam portadores da sua felicidade, espalhando-a por toda a parte.[3]

Mesmo quando as coisas ficam difíceis, sempre existe algo que você pode fazer para ficar mais feliz; e, quando você faz isso, ajuda os outros a fazerem o mesmo. Lembre-se: você é um ser espiritual capaz de propósito e presença. Um ser físico, uma mente e um corpo unidos, fluindo com energia e vitalidade. É um ser intelectual: curioso, profundo, capaz de aprender e de crescer. Você é um ser relacional, generoso e bondoso, com a capacidade de amar e de ser amado. É um ser emocional, capaz de experimentar dor e prazer, compaixão e alegria.

Você é integral.

Notas

Introdução

1. TALEB, N. N. (2020). *Antifrágil*: coisas que se beneficiam com o caos. Objetiva.
2. CALHOUN, L. G. e TEDESCHI, R. G. (2006). *The Handbook of Posttraumatic Growth: Research and Practice*. Routledge.
3. GILBERT, D. (2021). *Felicidade por acaso*. Objetiva.
4. BRICKMAN, P., COATES, D. e BULMAN, R. J. (1978). "Lottery Winners and Accident Victims: Is Happiness Relative?", em *Journal of Personality and Social Psychology*, 36, pp. 917-927.
5. LAMBERT, CRAIG (2007). "The Science of Happiness", em *Harvard Magazine*.
6. TWENGE, J. (2017). "With Teen Mental Health Deteriorating over Five Years, There's a Likely Culprit", em *The Conversation*.
7. LYUBOMIRSKY, S., KING, L. e DIENER, E. (2005). "The Benefits of Frequent Positive Affect: Does Happiness Lead to Success?", em *Psychological Bulletin*, 131, pp. 803-855.

8. Fredrickson, B. L. (2001). "The Role of Positive Emotions in Positive Psychology: The Broadenand-Build Theory of Positive Emotions", em *American Psychologist*, 56, pp. 218-226.

9. Ibid.

10. KELLER, H. (1957). *The Open Door*. Doubleday.

11. MAUSS, I. B., TAMIR, M., ANDERSON, C. L. e SAVINO, N. S. (2011). "Can Seeking Happiness Make People Unhappy? Paradoxical Effects of Valuing Happiness", em *Emotion*, 11, pp. 807-815.

12. MILL, J. S. (2000). *Autobiografia*. Iluminuras.

13. BEN-SHAHAR, T. (2021). *Happiness Studies: An Introduction*. Palgrave Macmillan.

14. SWAN, G. E. e CARMELLI, D. (1996). "Curiosity and mortality in aging adults: A 5-year follow-up of the Western Collaborative Group Study", em *Psychology and Aging*, 11(3), pp. 449-453.

15. DUNN, E. e NORTON, M. (2014). *Dinheiro feliz: a arte de gastar com inteligência*. JSN.

16. LYUBOMIRSKY, S., SHELDON, K. M. e SCHKADE, D. (2005). "Pursuing Happiness: The Architecture of Sustainable Change", em *Review of General Psychology*, 9, p. 111.

Capítulo 1

1. WRZESNIEWSKI, A. e DUTTON, J. E. (2001). "Crafting a Job: Employees as Active Crafters of Their Work", em *Academy of Management Review* 26, pp. 179-201.

2. Ibid.

3. GRANT, A. (2014). *Dar e receber*. Sextante.

4. SREECHINTH, C. (2018). *Thich Nhat Hanh Quotes*. UB Tech.

5. DAVIDSON, R. J. e HARRINGTON, A. (2001). *Visions of Compassion: Western Scientists and Tibetan Buddhists Examine Human Nature*. Oxford University Press.

6. Ibid.

7. KABAT-ZINN, J. (2017). *Viver a catástrofe total*. Palas Athena.

8. HANH, T. N. (2018). *O milagre da atenção plena: uma introdução à prática da meditação*. Vozes.

9. RICARD, M. (2019). *A arte da meditação*. L&PM.

10. GUTHRIE, C. (2008). "Mind Over Matters Through Meditation", em O, *The Oprah Magazine*.

11. GOLDSTEIN, E. (2013). *The Now Effect*. Atria Books.

12. SREECHINTH, C. (2018). *Thich Nhat Hanh Quotes*. UB Tech.

13. MILLER, H. (2005). *Plexus*. Companhia das Letras.

14. ITZCHAKOV, G. e KLUGER, A. N. (2018). "The Power of Listening in Helping People Change", em *Harvard Business Review*.

15. BOUSKILA-YAM, O. e KLUGER, A. N. (2011). "Strength-Based Performance Appraisal and Goal Setting", em *Human Resource Management Review*.

16. PENNEBAKER, J. W. (2006). *Abra o seu coração: o poder de cura através da expressão das emoções*. Gente.

17. CSIKSZENTMIHALYI, M. (1999). "If We Are So Rich, Why Aren't We Happy?", em *American Psychologist*, 54, pp. 821-827.

18. BENNETT-GOLEMAN, T. (2001). *Alquimia emocional*. Objetiva.

CAPÍTULO 2

1. DAMASIO, A. (2012). *O erro de Descartes: emoção, razão e o cérebro humano*. Companhia das Letras.

2. SENGE, P. M. (2013). *A quinta disciplina: a arte e a prática da organização que aprende*. Best Seller.

3. ZAJONC, R. B., MURPHY, S. T. e INGLEHART, M. (1989). "Feeling and Facial Efference: Implications of the Vascular Theory of Emotion", em *Psychological Review*.

4. WISEMAN, R. (2013). *The As If Principle: The Radically New Approach to Changing Your Life*. Free Press.

5. RANGANATHAN, V. K. *et al.* (2003). "From Mental Power to Muscle Power — Gaining Strength by Using the Mind", em *NeuroPsychology*.

6. ELSEN, A. E. *et al.* (2003). *Rodin's Art: The Rodin Collection of Iris & B. Gerald Cantor Center of Visual Arts at Stanford University*. Oxford University Press.

7. LAMBERT, CRAIG (2007). "The Science of Happiness", em *Harvard Magazine*.

8. MCGONIGAL, K. (2012). *O lado bom do estresse*. Réptil.

9. LOEHR, J. e SCHWARTZ, T. (2005). *The Power of Full Engagement: Managing Energy Not Time Is the Key to High Performance and Personal Renewal*. Free Press.

10. Equipe da Clínica Mayo (2019). "Stress Symptoms: Effects on Your Body and Behavior", em *Mayo Clinic Healthy Lifestyle*.

11. LOEHR, J. e SCHWARTZ, T. (2001). "The Making of a Corporate Athlete", em *Harvard Business Review*.

12. BENSON, H. e KLIPPER, M. Z. (2000). *The Relaxation Response*. William Morrow Paperbacks.

13. WEIL, A. (2001). *Breathing: The Master Key to Self Healing* (Audiobook). Sounds True.

14. LOEHR, J. e SCHWARTZ, T. (2001). "The Making of a Corporate Athlete", em *Harvard Business Review*.

15. WALKER, M. (2018). *Why We Sleep: Unlocking the Power of Sleep and Dreams*. Scribner.

16. MEDNICK, S. C. (2006). *Take a Nap! Change Your Life*. Workman Publishing.

17. WALKER, M. (2018). *Why We Sleep: Unlocking the Power of Sleep and Dreams*. Scribner.

18. Ibid.

19. Ibid.

20. Ibid.

21. Rand Corporation (2016). "Lack of Sleep Costing U.S. Economy Up to \$411 Billion a Year" (release de imprensa). Disponível em rand.org/news/press/2016/11/30. Acesso em 27 de outubro de 2020.

22. MEDNICK, S. C. (2006). *Take a Nap! Change Your Life*. Workman Publishing.

23. CARINO, M. M. (2019). "American Workers Can Suffer Vacation Guilt... If They Take Vacations at All", em Marketplace. Disponível em zmarketplace. org/2019/07/12/american-workers-vacation-guilt. Acesso em 27 de novembro de 2020.

24. LOEHR, J. e SCHWARTZ, T. (2005). *The Power of Full Engagement: Managing Energy, Not Time, Is the Key to High Performance and Personal Renewal*. Free Press.

25. Ibid.

26. RATEY, J. J. (2013). *Spark: The Revolutionary New Science of Exercise and the Brain*. Little, Brown and Company.

27. CALLAGHAN, P. (2004). "Exercise: A Neglected Intervention in Mental Health Care?", em *Journal of Psychiatric and Mental Health Nursing*.

28. RATEY, J. J. (2013). *Spark: The Revolutionary New Science of Exercise and the Brain*. Little, Brown and Company.

29. CALLAGHAN, P. (2004). "Exercise: A Neglected Intervention in Mental Health Care?", em *Journal of Psychiatric and Mental Health Nursing*.

30. VAN DER PLOEG H. P. *et al.* (2012). "Sitting Time and All-Cause Mortality Risk in 222 497 Australian Adults", em *Archives of Internal Medicine*, 172, pp. 494-500.

31. RATEY, J. J. (2013). *Spark: The Revolutionary New Science of Exercise and the Brain*. Little, Brown and Company.

32. Ibid.

33. BUETTNER, D. (2018). *Zonas azuis: a solução para comer e viver como os povos mais saudáveis do planeta*. nVersos Editora.

34. STEEL, P. (2012). *The Procrastination Equation: How to Stop Putting Things Off and Start Getting Stuff Done*. Harper Perennial.

35. CUDDY, A. (2016). *O poder da presença*. Sextante.

Capítulo 3

1. CSIKSZENTMIHALYI, M. (2014). *Applications of Flow in Human Development and Education: The Collected Works of Mihaly Csikszentmihalyi.* Springer.

2. KASHDAN, T. B. (2010). *Curiosity: The Missing Ingredient to a Fulfilling Life.* Harper Perennial.

3. BEM, D. J. (1967). "Self-perception: An Alternative Interpretation of Cognitive Dissonance Phenomena", em *Psychological Review*, 74, pp. 183-200.

4. LAKKAKULA, A. (2010). "Repeated Taste Exposure Increases Liking for Vegetables by Low-income Elementary School Children", em *Appetite*, pp. 226-31.

5. SWAN, G. E. e CARMELLI, D. (1996). "Curiosity and mortality in aging adults: A 5-year follow-up of the Western Collaborative Group Study", em *Psychology and Aging*, 11(3), pp. 449-453.

6. COOPERRIDER, D. L. e WHITNEY, D. (2005). *Appreciative Inquiry: A Positive Revolution in Change.* Berrett-Koehler Publishers.

7. SUZUKI, S. (2020). *Zen Mind, Beginner's Mind: Informal Talks on Zen Meditation and Practice.* Shambhala.

8. LANGER, E. J. (2014). *Mindfulness: 25th Anniversary Edition.* Da Capo Lifelong Books.

9. SIMONTON, D. (2002). *A origem do gênio: perspectivas darwinianas sobre a criatividade.* Record.

10. DWECK, C. (2017). *Mindset: a nova psicologia do sucesso.* Objetiva.

11. ROOSEVELT, T. "Citizenship in a Republic: The Man in the Arena", em *Leadership Now*. Disponível em leadershipnow.com/tr-citizenship.html. Acesso em 27 de outubro de 2020.

12. NEFF, K. (2011). *Self-Compassion: The Proven Power of Being Kind to Yourself.* William Morrow.

13. DWECK, C. (2017). *Mindset: a nova psicologia do sucesso.* Objetiva.

14. EDMONDSON, A. (1999). "Psychological Safety and Learning Behavior in Work Teams", em *Administrative Science Quarterly* 44, p. 350.

15. DELIZONNA, L. (2017). "High Performing Teams Need Psychological Safety. Here's How to Create It", em *Harvard Business Review*.

16. KELLY, A. (2017). "James Burke: The Johnson & Johnson CEO Who Earned a Presidential Medal of Freedom. Disponível em jnj.com/our-heritage/james-burkejohnson-johnson-ceo-who-earned-presidentialmedal-of-freedom. Acesso em 25 de novembro de 2020.

17. RILKE, R. M. (2013). *Cartas a um jovem poeta*. Biblioteca Azul.

Capítulo 4

1. WALDINGER, R. (2015). "What Makes a Good Life? Lessons from the Longest Study on Happiness". Disponível em https://www.ted.com/talks/robert_waldinger_what_makes_a_good_life_lessons_from_the_longest_study_on_happiness. Acesso em 27 de outubro de 2020.

2. HELLIWELL, J., LAYARD, R. e SACHS, J. (2019). *World Happiness Report*. Disponível em https://worldhappiness.report/ed/2019/. Acesso em 23 de agosto de 2019.

3. KLINENBERG, E. (2013). *Going Solo: The Extraordinary Rise and Surprising Appeal of Living Alone*. Penguin Books.

4. TWENGE, J. (2017). "With Teen Mental Health Deteriorating over Five Years, There's a Likely Culprit", em *The Conversation*.

5. KONRATH, S. H., O'BRIEN, E. H. e HSING, C. (2010). "Changes in Dispositional Empathy in American College Students Over Time: A Meta-Analysis", em *Personality and Social Psychology Review*, 15, pp. 180-198.

6. HOFFMAN, M. L. (2001). *Empathy and Moral Development: Implications for Caring and Justice*. Cambridge University Press.

7. DUNN, E. e NORTON, M. (2013). *Happy Money: The Science of Happier Spending*. Simon & Schuster.

8. GRANT, A. (2014). *Dar e receber*. Sextante.

9. GOLEMAN, D. (2004). *Destructive Emotions: How Can We Overcome Them?* Bantam Books.

10. Ibid.

11. WINNICOTT, D. W. (2002). *Winnicott on the Child*. Da Capo Lifelong Books.

12. LUTHAR, S. S. e BECKER, B. E. (2002). "Privileged but pressured? A study of affluent youth", em *Child Development*, 73(5), pp. 1593-1610.

13. MONTESSORI, M. (2009). *The Absorbent Mind*. BN Publishing.

14. CHRISTENSEN, C. (2012). "The School of Life"; em *Harvard Business School Alumni Online*. Disponível em alumni.hbs.edu/stories/Pages/story-bulletin.aspx?num=814. Acesso em 27 de novembro de 2020.

15. EMERSON, R. W. (1909). *The Works of Ralph Waldo Emerson: Letters and Social Aims*. Fireside Edition.

16. KUHN, R. (2018). "The Power of Listening: Lending an Ear to the Partner During Dyadic Coping Conversations", em *Journal of Family Psychology*, 32, pp. 762-772.

CAPÍTULO 5

1. WEGNER, D. M. (1994). *White Bears and Other Unwanted Thoughts: Suppression, Obsession, and the Psychology of Mental Control*. The Guilford Press.

2. MARCIN, A. (2017). *9 Ways Crying May Benefit Your Health*. Healthline. Disponível em healthline.com/health/benefits-of-crying. Acesso em 27 de novembro de 2020.

3. STRAKER, G. e WINSHIP, J. (2019). *The Talking Cure: Normal People, Their Hidden Struggles and the Life-Changing Power of Therapy*. Macmillan Australia.

4. PENNEBAKER, J. W. (2006). *Abra o seu coração: o poder de cura através da expressão das emoções*. Gente.

5. WILLIAMS, M., *et al*. (2007). *The Mindful Way Through Depression: Freeing Yourself from Chronic Unhappiness*. The Guilford Press.

6. RICARD, M. (2019). *A arte da meditação*. L&PM.

7. FREDRICKSON, B. L. (2001). "The Role of Positive Emotions in Positive Psychology: The Broadenand-Build Theory of Positive Emotions", em *American Psychologist*, 56, pp. 218-226.

8. EMMONS, R. (2008). *Thanks: How Practicing Gratitude Can Make You Happier*. Mariner Books.

9. KOSSLYN, S. M., THOMPSON, W. L. e GANIS, G. (2006). *The Case for Mental Imagery*. Oxford University Press.

10. FREDRICKSON, B. L. (2001). "The Role of Positive Emotions in Positive Psychology: The Broadenand-Build Theory of Positive Emotions", em *American Psychologist*, 56, pp. 218-226.

11. AMABILE, T. e KRAMER, S. (2011). *Progress Principle: Using Small Wins to Ignite Joy, Engagement, and Creativity at Work*. Harvard Business Review Press.

12. FERRARI, P. F. e RIZZOLATTI, G. (2014). "Mirror Neuron Research: The Past and the Future", em *Philosophical Transactions of the Royal Society of London*. Series B, Biological Sciences, 369 (1644).

13. SELIGMAN, M. E. P., STEEN, T. A., PARK, N. e PETERSON, C. (2005). "Positive Psychology Progress: Empirical Validation of Interventions", em *American Psychologist*, 60, pp. 410-421.

14. LITTMAN-OVADIA, H. e NIR, D. (2013). "Looking Forward to Tomorrow: The Buffering Effect of a Daily Optimism Intervention", em *Journal of Positive Psychology*, 9(2), pp. 122-136.

15. KELLER, H. (1933). "Three Days to See", em Atlantic Monthly. Disponível em afb.org/about-afb/history/helen-keller/books-essays-speeches/senses/three-days-seepublished-atlantic. Acesso em 27 de novembro de 2020.

CONCLUSÃO

1. NEMETH, C. (1974). *Social Psychology: Classic and Contemporary Integrations*. 7. ed. Rand McNally.

2. SOMMERS, F. (1984). *Curing Nuclear Madness*. Methuen.

3. CHRISTAKIS, N. A. e FOWLER, J. H. (2009). *O poder das conexões*. Elsevier.

Agradecimentos

Se vivenciamos esses tempos desafiadores como a primavera da esperança ou o inverno do desespero, depende bastante das pessoas em nossas vidas. Nesse aspecto, fui abençoado.

Existem alguns colegas e amigos sem os quais eu não teria escrito este livro. Primeiro, Katie McHugh Malm, cujas palavras e cuja sabedoria permeiam cada página. Batya Rosenblum, da The Experiment, e Rafe Sagalyn, da Sagalyn Agency, tiveram a ideia para esta obra e continuaram a fornecer seus valiosos insights ao longo do processo de escrita.

Meus companheiros de jornada na Happiness Studies Academy que trabalham incansavelmente, ajudando milhares de alunos no mundo todo a passar por momentos difíceis, espalhando felicidade, bondade e gentileza.

Angus Ridgway, meu parceiro de negócios e querido amigo, que, sempre que interagimos, me ensina o que significa ser um líder, seja quando o mar está calmo ou quando está agitado.

E, embora eu tenha estado fisicamente distante de meus pais, irmãos e de suas famílias desde o aparecimento da covid-19, seu cuidado e apoio nunca param de crescer. E, embora eu tenha estado fisicamente mais perto da minha esposa e dos meus filhos desde o aparecimento da covid-19, meu amor por eles não para de crescer.

ESTE LIVRO, COMPOSTO NA FONTE FAIRFIELD,
FOI IMPRESSO EM PAPEL PÓLEN NATURAL 70G/M² NA Corprint,
SÃO PAULO, BRASIL, JULHO DE 2022.